はじめに

人それぞれ死に方は異なりますが、祖父母たちが自宅で亡くなったように、事故死でもない限りは、私も家族と共に作り上げてきた家で、自分らしく逝きたいと思っています。

祖父母の頃はまだ、多くの方々は自宅で生活し、自分の役割を果たし、長い間寝付くことなく家族や身近な人たちに看取られて亡くなっていました。今で言うところの「ピンピンコロリ」に近い状態で亡くなる方が多かったと記憶しています。

日常生活の中に「死」があり、特別視することなく、それが当然として受け入れられておりました。いずれ誰もが通る道、住み慣れた家の風景や臭いがある家で、生活を楽しむことがいちばん力が湧き、最後まで自分らしく生き切る事ができると思っていました。

看護師になり病院に勤めてみて、「自宅に戻りたい」「畳の上で死にたい」と言っても戻れない人がほとんどでした。

家族がしり込みして、聞こえないふりをするしかしようがないのです。自宅に戻ってこられても、家族はどうしてよいかわからないのですから。

自宅へ連れて帰りたい思いがあっても、なかなか主治医に言い出せません。点滴に繋がれながら、そうこうしているうちに、亡くなってしまいます。自宅で看取れることを知っているがゆえに切ない気持ちでした。

２０００年に介護保険制度がスタートし、看護師でも訪問看護事業ができる事を知り、一念発起して18年前に立ち上げ現在に至っています。

18年前は介護保険がスタートしたばかりでしたので、ヘルパーは家政婦かお手伝いさん代わりのように思われていて、何でもやってくれると思っている方がほとんどでしたし、訪問看護はさらに理解されていませんでした。

それでも在宅の受け皿ができて、最期は自宅で死にたい、看取りたいという方々が少しずつ増えてきました。

訪問看護だけでは、在宅療養を支えることはできません。在宅診療をしてくれる先生も当初は少なかったのですが、徐々に理解のある医者が増えてきました。そんな方々と連携して３００名近くの最期を応援してきました。

１００人いれば１００通りの看取りがあります。逝き方はそれぞれで、様々なドラマをまとめています。

２０２０年1月

真謝清美

目次

はじめに……2
プロローグ……8
序章　看取るって何をすればよいのだろう?……21
第1章　みんな知らない"その時"のこと……29
1　春の野草の「ノビル」が大好き　91歳女性……32
2　わたし…死ぬの?……34
3　最後の最後まで飄々と過ごされていた胃がん・前立腺がん末期の芸術家男性……40
4　恐る恐る始まった在宅療養……44
5　食べられるだけ、飲めるだけ　35日……52
6　自分の体液でおぼれ……58

目次

7　病院を転々とし自宅に戻る最後のチャンス……66
8　旅行で持ち帰った聖水を飲んで旅立たれた……71

第2章　チームの看取り……77

1　お話大好き！　話が止まらない！……82
2　すいとぴ～……84
3　孫の手で階下の妻を呼ぶ夫……88
4　外泊で帰宅したがすでに危篤状態……91
5　セカンドオピニオンはお早めにすべし……96
6　もう限界！　頑張りきれない！　楽になりたい！……98
7　食べなければ逝けると思ったのに………106
8　天国は混んでいるから…地獄にすれば……109
9　下半身マヒで独居　在宅看取りなんてとんでもない!!……118
10　欲がなく生活観念が低い？……129

第3章　伝えたい事、伝えなくちゃならない事 ……135

1　強制退院後、自宅で好きなだけ思い通りに過ごされた ……140
2　あーちゃん今度はママになる ……143
3　つぶらな瞳　父親が許せない ……147
4　パーシャル効果で4か月 ……152
5　嫁と仲良くするコツは… ……157
6　家族全員が明るく潔くほっとさせられた看取り ……162
7　絵画療法　足のない絵 ……165
8　自宅に理科室があり、水槽の中に透明な魚 ……166
9　焼き鳥の臭いをつまみにウイスキーで乾杯 ……172

目次

第4章 看取りの心得 ……… 179

1 キューブラー・ロス ……… 184
2 腎臓がん末期・通院透析 ……… 186
3 セラピー犬に癒されて ……… 189
4 自分の死を予測しすべてを整えていた人 ……… 198
5 一羽のカラス ……… 203
6 急性白血病 92歳 ……… 204
7 助産師 ……… 208
8 ・・・助死師の心得 ……… 211
9 すい臓がん末期 本人には余命は告知しないで ……… 211
10 療養環境を整えよう ……… 214

おわりに ……… 216

プロローグ

1 訪問ボランティアナースの会　キャンナスの支部に

2000年4月に介護保険制度がスタートし、医療法人でなくても訪問看護ステーションができることを知り『病院死でなく自宅に帰りたい患者さんの希望に添って在宅死を叶えたい』……私ができることで、地域社会に役立てるのであればやってみようと、まずは一歩を踏み出しました。

子育て中は看護から離れ育児に専念していましたが、10年間は看護とは全く違う仕事に就いていました。ブランクナースとしてはハードルが高かったのですが、まずは訪問看護ステーションに勤務して訪問看護のいろはを学びました。次は有料老人ホームの副ホーム長になり、立ち上げ、備品の準備、ヘルパー希望者の面接、ヘルパー教育、利用者の健康管理、施設運営…等々に携わりました。ヘルパーステーションの立ち上げをやってみないかと誘われ、営業から、書類作成、ヘルパー教育、自らもヘルパー活動も行ないました。

介護保険の事も大まかに理解できて、やっと理想とする事業所を立ち上げる準備が整い、知人に話したところ「貴方が理想としている形で、キャンナスと訪問看護をしている菅原さんという人がいるよ」と教えてもらいました。藤沢で訪問ボランティアナースの会の活動をしている、菅原代表に会って話を聞き、より一層自宅で介護をしつつ最期まで看取れる事業所を作りたいと思うようになりました。地域のミニコミ誌でキャンナスナースやドライバーの募集を行い、多くの賛同者の協力が得られることになりました。

事業セミナーなどにも出席して、介護保険制度を取り入れながらの経営を具体的に学び、外注できるものは外に依頼し、経営とスタッフ教育に専念できるようにすることにしました。

２００２年４月に訪問看護をメインにした在宅サービスにこだわり、２００２年４月からスタート。ケアを親身になって手作りするようなイメージで「ケア工房・真謝」と屋号を決めました。

看護師だけでは利用者様やご家族を支えることは難しく、看取りの対応もできるヘルパーの育成も同時進行です。３本柱の訪問看護、訪問介護、キャンナスでスタートしました。

重症者や看取りを行うには、タイムリーに計画の変更が必要なことから、翌年には自らがケアマネージャーの資格を取り居宅介護部門も開始しました。

2　病院死の事情と在宅ホスピス

昭和50年代に入り、自宅死と病院死が逆転し、病院で亡くなる方が多くなりました。

逆転してからは、本人も家族も安心できないのではないかと、最期まで病院が患者に関わるようになり、結果的に家族も患者も最期は病院で迎えるのは当然と思うようになりました。最期まで医療が必要と医療者が固執することが、在宅に戻れない理由となっているように思います。

病院が関与する時代が長く続き、病院で最期を迎えるのは当然…と誰もが思ってきました。在宅で最期を迎える人は都会では少なく地方に行くと多少多くなりますが、全国的に見ると1割程度でしょうか。

立ち上げの頃は、老衰に近い方々の看取りで平均して毎月二人のペースでしたが、この頃からはがんの方が多くなってきました。がん対策基本法も施行され、がん治療に対する体系と目標が示されて、がんの初期から終末期までの医療体制の整備が打ち出されたのです。それを機に病院から在宅への急激な流れが起きて、充分な退院支援を受けることなく、自宅へ戻る患者さんが増えてきました。

２００８年の診療報酬（２年毎）改定があり、退院支援指導加算と退院時共同指導加算が新設され点数が取れることになりました。（それまでは遠方の病院に退院前のカンファレンスに何度行っても評価はなかったのです。）

病院と在宅側の共同のカンファレンスは双方にとっても情報共有の場として、患者・家族の不安を取り除く意味でとても大切な場で、在宅療養をうまく続けるためには不可欠と考えています。

3　病院死に看取りはあるのか？

病院は治療するところです。治療がないと退院させられますので、息を引き取るまで必要以上に点滴が入り、その他にもチューブが付いていたりします。この状態をスパゲッティ症候群といいます。最期はモニターが付けられ、医療者も家族もモニターに目が行き、当の本人を見ていません。モニターが止まって、その時が来たことを知るのです。

病院では、死亡が宣告されるだけで、看取りがされている訳ではないと思います。そばにいる家族が、死にゆくプロセスを見なくなってしまっているのです。それを疑問にも思わずに、病院任せになってしまって半世紀近くなっています。

突然「もう治らないから」在宅の受け皿があるからとポンと放り出す医療機関もありました。そんな場合は、納得できていませんので、不安が増強し痛みもひどくなるし、家族だけで誤った処置を続けていれば再入院がすぐにやってくることは予想されることです。

「突然退院していいよ」と言われるのは、がん治療医が自分の病院で完治させる事だけを考えているのではないかと思います。

治療ができないという事は医者にとっての敗北になるのですから。

ギリギリまで治療を続けて治らないと判った時点で初めて、在宅や緩和ケアの話をする例がほとんどです。それが結果的に〝病院から見捨てられ、投げられる〟形に繋がるのです。

病院の医療者が在宅や緩和ケア、在宅ホスピスを十分知らないことが原因ではないでしょうか。

4　大学病院の退院調整ナースがやってきた

大学病院の退院調整の看護師が実習にやってきました。自分が退院調整した方の所に行ってどのように過ごされているのかを見てみたい。どんな環境でどのような生活をされているのか確かめるのが目的です。

在宅医療は生活モデルの考え方です。生命と生活を丸ごとひっくるめてＱＯＬ（クオリティ・オブ・

ライフ　自分らしい生活と幸福）を大切にしています。

生活の中に医療があり、たとえ寝たきりでもみなさん活き活きと過ごされています。

入院中の表情からは考えられないほど明るく過ごされ、時には家族との口論もありますが、これが生活なのだと思います。

器具の消毒や管理方法・生活用品などを使い勝手が良いように工夫しているのを見て、こんな使い方もあるのだとビックリすることが多かったようです。

入念に検討し調整されて退院された場合は、医療機器が付いていても、在宅療養は成功し、短期間で病院に戻る事はありません。

実際の訪問看護を体験し、生活する患者さんを自身の目で見たことは、その後の退院調整に大いに役立ったと感謝されました。

最近は病院に勤務する若手の医師が地域の診療所で、在宅経験をする研修があります。

弊社でも受け入れており、午前は訪問看護師について学び、午後はケアマネージャーについて居宅業務を学びます。わずか1日ですが、今後在宅に患者様を戻す際の参考にしていただけるのではないかと楽しみにしております。

5　在宅ホスピスは訪問看護で

最近はギリギリまで我慢して抗がん剤治療を受けて、もう治る見込みがないから退院という事になり、病院と在宅が繋がるタイミングが遅すぎて、症状コントロールや痛みのコントロール等ができていなくて、急激に悪化して1週間くらいで亡くなる方が多くなりました。

そんな短い中で、在宅というホームグラウンドに出向き、訪問看護等が信頼関係を作り上げるのはかなり難しいのです。ましてや看取りとなると、短い期間に集中して行なわなければならないことが多く、身体的にも精神的にも労力が必要です。医療者はよく質問をしますが、辛い本人も、なれない介護に疲れている家族にも余裕はありません。自宅はその人の歴史の宝庫ですから、家にある物（写真・本・置物・仏壇・遺影・メモ…等）を話題にすると、多くを語らない人が活き活きと話してくれます。また金銭的な問題もあったりするので、処置をしながら情報収集なども同時に行ないます。

ケアと医療双方を熟知している訪問看護師だからこそ在宅ケアを支えることができるのだと思います。

6 制度の知識が必要

介護保険対応か医療保険対応なのか、公費が使えるのか、限度額申請はしてあるのか…等、制度の知識も必要です。

訪問してビックリ、電気もガスも止まっている所がありました。かろうじて水道は出ていましたが…。巨大褥瘡ができていて、栄養を付けないと処置だけでは治らないのです。知恵を絞って、メーカーに電話しまくり介護食のサンプルを取り寄せて食べることで、持ち直しました。生活保護の申請を行ない、間もなく保護確定となり、電気とガスが復旧しました。いろんな制度がありますが、医療知識だけでなく生活に関わる知識も必要です。

7　看取りのプロセスをきちんと伝える

看取りを経験している家族は、自宅での看取りを希望される方が多いです。ターミナル期には、ご本人や家族の状況によって、毎日や朝夕の2回訪問なども行ないます。訪問看護師は、医師よりも接する時間も長く、しっかり関わりますので、訪問時の様子を報告し密に連携しています。ご本人の苦痛を取る緩和ケアを行ないつつ、家族が疲れていないか、眠れているかなどにも気を配ります。ご家族様が倒れると在宅療養と在宅看取りはできないのですから家族ケアはとても大切です。家族へ看取りのプロセスをきちんと伝えておきます。意識レベルが落ち、苦痛もなくなってきた頃には、家族水いらずの時間を有意義に過ごしてもらいたいので、「何かあればすぐに来ます、慌てずに連絡してください」と伝えて家族で見守って頂きます。私たちは黒子で家族をサポートする立場だと思っていますから。

息が止まって連絡が来ます。ドクターに連絡し自宅で医師と合流します。

医師の死亡確認が終わり、旅立ちの御世話をします。

最期のお別れなので、スキンシップを兼ねて、心を込めて全身をキレイにします。

家族や身近な人たち小さいお子様や若い世代の方々にも参加して頂き、あったかいタオルを渡して、全員に身体を拭いてもらいます。

参加して頂くことは地域や自宅での死を経験する事で、自宅看取りが特別ではない事を知って頂く近道ではないかと考えています。

生前お好きだった服を着せます。花嫁衣装を着せてほしいと望まれる方もいらっしゃいました。エンゼルケアを行ない、メイクもきちんとして元気な人に仕上げます。

多少メイクは濃くなりますが、時間が経つと変色するのでそれを見越して行ないます。

このところ、亡くなる時間帯が変化しています。以前は深夜帯が多かったのですが、最近は休みの日で家族や身近な人たちが集える時間帯に逝かれるように思います。人知れず…ではなく、にぎやかに送ってもらいたいという意志の表れでしょう。それだけタブー視する必要はないのです。毎年ゴールデンウイークは特に多いように思います。

8 グリーフケア

一月ほどするといろんな手続きが終わって、ほっとされ、寂しさや切なさがこみ上げてきます。「家族は自宅で看取れてよかった」と思っているのですが、病院で診て貰っていればもっと長生きしたのに…とか家族を責めるような人たちもいて、悩んでいる方もあり、お悔み（グリーフケア）に行って、これで良かったのだと思えるまでお話を聞きます。その方が一生嫌な思いを引きずらず明るく過ごしてもらえるための訪問です。２回３回の時もあります。

毎月訪問看護の指示書発行の医師には、報告書と計画書を送る決まりです。自宅でのその方の生活の様子が見えるような報告書を作るように心がけております。

がんのターミナルの方の場合、退院先の病院の主治医と地域の在宅診療の医師双方に送ってその後の状況が分かるようにしており、看取りの経過もお知らせしております。

9 外泊中は保険制度が使えないので、キャンナスで支援

入院中の患者様がもう最期も近くなり「一晩外泊したい」家族は「夜も心配だからずっと付いていてほしい。」そんな時はキャンナスナースとなり、病院まで迎えに行き民間救急車に同乗し状態を看つつ無事自宅へ帰ることができました。自宅にはベッドや車いすも用意されており、在宅酸素をセットしてまずは環境づくり。数ヶ月ぶりの帰宅で、顔色も良くなり活き活きと娘さん達との会話も弾んでいました。最後の晩餐はすき焼きが用意され、ビールで乾杯し、お肉もほんの少々召し上がりました。夜も付き添ってベッドサイドで状態を看ていました。無呼吸の時間も長くあり、かなり厳しい状況を承知で帰ってこられたのでした。夜が明け、夕方に病院に戻る予定でしたが、刻々と状態は変化し午前中に民間救急車で病室にもどりました。意識レベルは低下、酸素はどうするか話し合われて、家族の希望で、酸素なしで苦しまれることなく3日後に病院で看取られました。一晩自宅に帰る事ができてご本人も家族も満足されたと伺いました。

最近は短期の外泊に医療保険が使えるようになりました。

10 自宅介護が難しくなっている

２００６年度の診療報酬改定では「病院死」から「在宅死」に向けて大きな制度の転換が行なわれ、在宅療養支援診療所制度が新たに作られ、終末期を迎えた患者さんを在宅で診る方向に大きく転換されました。

在宅診療を行なう診療所は「在宅療養支援診療所」に手を上げました。国民も病院も忘れかけている〝自宅（地域）で死にゆく〟方針への大きな転換です。

２００２年の創業のころは、介護する家族が１９２０年〜１９４０年代生まれの方々でしたので、自宅で看取る事は環境と医療がそろえば可能な状況でした。この年代の方はお世話ができる世代です。制度も方針も定められましたが、高度成長期に青春時代を送った、団塊の世代は人のお世話ができない人が多く、親の死を看取るのはなかなか難しいようです。

最期は施設や療養型の病院に任せる事が多くなっています。

それでも心ある方々には介護保険や医療保険などの公的保険を利用し、サービスを駆使し、福祉用具を上手に利用する事でご本人の希望をかなえることができています。

ひきこもっていた方もありましたが、積極的に関わっていただけた時期もあり、家族ぐるみで悔いのない看取りができました。

11 ひきこもり

小田急線沿線は比較的精神科の病院が多数あります。その影響もあるのか裕福な土地柄なのか、ひきこもりは多いように感じます。統合失調症や鬱病、鬱傾向、その他パーソナル障害もあり最初は家族も隠していますが、徐々に気配がしてきて、相談を受けるようになります。こころを開いてくだされば、作業所等のご紹介をしています。指示書があれば訪問看護で関わる事もできますが、自費でのサービスを希望される方もあり様々です。作業療法的なかかわりをしつつ生活指導を行ない、外部との交流ができるようにゆっくりゆっくり関わっています。

自費サービスでは、傾聴しつつバッチフラワーや体のメンテナンスを同時に行なうと効果が早く表れています。心が弛めば身体も緩む…良い循環となり効果的です。

このあたりのひきこもっている方々は、知的レベルが高い方が多いです。どうしても必要となれば、仕事も介護もできる方のように思えますので接し方の問題もあるのかと考えます。

12 〝縁起でもない〟の壁

ACP「アドバンス・ケア・マネジメント＝人生会議」

〝縁起でもない〟の壁…戦後間もない頃の日本では、ほとんどの方が自宅で最期を迎えていました。家の畳の上で、家族や近しい人に囲まれて人生最期を迎える。それが当たり前の時代でした。見えない事の怖さが、私たちから死について考えたり話し合ったりする機会を奪っており〝縁起でもない〟という言葉になっているのだと思います。「〝縁起でもない〟壁」は最期が近づく程人生会議についての話し合いは難しくなります。旅立つ不安は誰もが持っています。最期はどうなるのか…。いろいろ言い残したいが、家族に気を遣って言い出せない。死についての話を受け止めてくれる人がいないのです。クリスチャンの方々は、神父さん等が自宅や病院に出向いてくれますので他の方々よりも安心して旅立てるようです。

まずは一人ひとりがこの「死の壁」と向き合う事で、見えない怖さから、少しでも自由になり、自分や大切な誰かの「生き方」について、前もって話し合う事ができる人生会議が積極的にできると良いですね。

【ピンピンコロリ】の対極に【ネンネンコロリ】があります。みんなが望んでいる【ピンピンコロリ】は極端に言うと、「突然死」に当たります。【ネンネンコロリ】は何らかの原因で寝たきりとなり最期を迎えます。がんの末期の方は、個人差がありますが、亡くなる1～2カ月、中には数日前まで仕事や趣味の時間を過ごされる方もあります。心臓や肺疾患の末期の方は、急性増悪を繰り返しながら割と突然最期を迎える方が多いようです。（抗がん剤治療を繰り返す経過はこれに近いと言えます。）

幸いにして臓器不全もなく長生きし、老衰や認知機能の低下により【ネンネンコロリ】を迎える方も。寝たり起きたりを繰り返しながら寝付くことなく「オコロリコロリ」で、死をまじかに感じつつ、死に支度も整えながら逝けるのが最高だと思います。

序章

看取るって何をすればよいのだろう？

誰にでも必ずやってくるのが〝死〟です。

◎家族が死に向かうに際して、何がしてあげられるのか？

・本人が何を望んでいるのかを聞き、家族が受け入れられる条件は何か？
・本人はいま何ができるのかを聞き、してあげられる条件は何か？
・家族に何ができるのか？　できる条件と目的と意思をはっきりさせます。
・自分が逆の立場だったら、どうしてほしいか？　皆でディスカッションして可能性があるものを話し合うと、その後の見取りがスムーズにできます。
・書いてみる。（意図は何か？欲求は何か？ゴールはどこか？）
・物事の見方を変えると、見るものが変わる。すると実現できる事も大きく変わります。

◎何をすべきなのか？

・まずすべきことは、死に対する恐怖感を取ること。
・老化は大自然の摂理であり、いくら抗っても誰にでも平等に時間と共にやってきます。
老いや病気を素直に受け止めながら、敵と思わず共存しながら、日々の幸せを存分に感じながら人生を生き切ることが大切です。

・からだが動くうちに、思い出づくりをすればよい。たとえば温泉に行くとか、マラソンに参加してみるとか、ショッピングや旅行など思い出が詰まったところに行くのもお勧めです。

・家族と共に感じ、生きつくすために行なうことは、

①下半身の衰えを極力防ぐこと。スクワットや散歩、近くの体操教室に楽しく通う、など。閉じこもらず、外出しましょう。おめかしして映画や食事に出かけるとよいですよ。馬には乗ってみよ、人には添うてみよ、何事にもチャレンジ精神が良い結果を招きます。

②食事は、腹八分目に（晩酌もどうぞ）、ファーストフード等の揚げ物は避ける、良質のたんぱく質とカルシウムを摂ること。

③断捨離。こころと物を整理する（何を捨て…「実は何を選ぶか」何を残すか選択決断する）と執着が減り身もこころも軽くなります。

1年たっても使わないものや、心ときめかないものは処分しましょう。

自分（特に進行性の病気を抱える人）が扱える分を残し、大きい物や重い物、不要なものは処分しましょう。

家族への配慮（残しておいて邪魔なものや問題になる物は処分しましょう）。

◎どう考えるべきなのか?

・死は誰にでも等しく訪れる、絶対的な現実！
死んでゆくということは、様々なものを手放してゆくプロセスです。死が近づくと、今までたくさん手に入れ、身に着けていたものを、一つずつ手放さなければなりません。最期にはこの世の存在のあかしである、肉体までも手放します。身軽になることで次のステップに進むことができます。

・治療は死の対極にありますが、死から遠ざけるものではありません。
終末期のご本人にとって死はある種の救いであり、ある種の癒しとなります。どんな人であっても、ある時期に来れば、必ず自分の命の状態や死を察知します。思いやりから病名や深刻な状況を伏せていることが多いが、どんなに隠しても直に《確信する時が来る》本人が確信を持って死を予感している段階で「早く治して○○しよう！」「二度と縁起でもない事言わないで！」なんて言われたら…。

〝人は死んだらどうなるの？〟「また聞いて、はぐらかされてしまったらどうしよう」死について確かめたい。語りたい。〝不安や恐怖を打ち明け、孤独な苦しみから救ってもらいたい〟と思っていても伝えることができずに、家族を傷つけないために悶々と不安と闘わなくてはなりません。たった一人でそれを乗り越えようとするばかりか、家族を気遣い、「知らないそぶり」をしなければならないのです。

死の話が出たら積極的に死に対する考えを聞き、共感しましょう。

・生があるものは動物でも植物でも全てが死にます。人間だけではありません。生きる時間はそれぞれですが、神様は、多分生まれる時にあなたは○○年、とか決めて生きる時間を下さっている気がします。その時がきたら、天国で過ごしましょうと呼んでくれます。

・自立していない人は人に依存し、依存が執着を生みます。まずは自分を見直す事が大事です。本当の自分になることが、他人や家族のためになります。他人の目を気にしたり、他人の言葉に振り回される人生を歩まない。まずは自分を生きることです。他人ごとではなく自分で決める。病気は必然的にやってきます。そこで何をして回復させるか、自分でできることを探り実行してみるのです。

・永遠ということはありません。天変地異がいつ起こっても不思議はないし、自分だっていつまで生きられるか判らないのです。

・緊張して生きる必要はありませんが、毎日を真剣に楽しく、心残りがない生き方をすればよい。

・辛い時にはゴールを目指して駆け抜けてしまえばよい。ゴールの先には天国が待っているのだから。

・天国は北斗七星の方角にあるそうです。だから北枕は縁起が悪いといわれる由縁らしいです。

・生きることだけではなく、死に関する知識も必要。生と死を知ることによって自身の魂が統合され心安らかに死を迎えられます。

◎誰にでも必ずやってくるものなのに、経験も準備も不足！

・看取った経験がある方にも、ない方にも、必要なのは「人生会議」やエンディングノートの作成です。人生どう生ききるかを当事者と家族が話し合い、それを記録しておくこと。それがあれば、誰もが後悔しないで看取り、見送る事ができます。

・人生会議やエンディングノートを作っておかないと、急変した時に判断した人が責められたりすることがあります。

『人工呼吸器は？点滴は？胃ろうは？…等の医療処置をどこまでするのか』搬送した時点で問われます。話し合っておかないと、本人が望んでいない方向に進んでいくことにもなりかねません。後で悔やんでもしようがないのです。

ましてや相続などにも影響し骨肉の争いに発展することもあります。

日本は特にナーバスなことは避けて通りたい民族ですから「縁起でもない」と言う前に、皆に平等に訪れる死について真剣に話し合う必要があります。

みんな自分が大切、自身が可愛い、それに伴い被害者意識が強くなっている昨今、後悔しないためには、必要なことと考える。

長い間、病院で死ぬことが当然のように医療制度が行なってきました。それ以前は自宅で過度な医療をせず、自然な形で亡くなっていました。かかりつけの先生が往診に来て最期を看取っていました。それを家族も小さな子供も普通に体験していたので、死は特別なことではありませんでした。

小さい子供が在宅で臨終の場に立ち会っても、恐れを抱かず普通にお別れができています。在宅で看取ることは、死の教育でもあるのです。

◎死別の体験を通して思うこと

・死は突然やってきて、遠いところに連れて逝くのではありません。普段は意識しないが、我々が住んでいる次元の隣に、違う次元が存在するようです。こちらの次元とあちらの次元との間には、シーソーみたいなものがあり、立ち位置の重心が徐々に移行して、あの世の次元に移っていくようです。

そろそろ…という時、苦痛様の表情が、徐々に移行するにつれて穏やかな仏様のようなお顔になります。看取ったご家族は悲しみにくれながらも、穏やかなお顔を見て、何かに包まれたような温かい感情が湧きあがってくるようです。これは特別な感覚で、感謝の気持ちが静かに湧き上がってきているように思います。

・涙にくれながらも笑顔でいる様が物語っているのです。

十分にお世話をされたご家族は、涙をいっぱい溜めながらも笑っています。悲しさはありますが、生ききる手伝いができたことなどの満足感がそうさせるのだと思います。

きっちり看取れた人にとって、大切な人の死は単なる悲劇を越えて、幸せすら感じることができるようです。

死の場面は、思っているよりもあっさりしています。皆様〝こんなあっけなく逝くんだ〞とおっしゃいます。最後は痛みも苦しみもありません。

自宅と決めていても、最期は病院や施設に行かれる方も大勢いらっしゃいます。

在宅にこだわらず、悔いのないお世話をすることが大事です。

幸いにも在宅で看取れた方は月平均2名ほどですが、100人100様、看取った数だけドラマがありました。


自分の仕事の経験、これからご紹介するさまざまなエピソードが、ご参考になりますように。

少しでも皆様の看取りにお役にたてれば幸いです。

合掌

第1章

みんな知らない“その時”のこと

◎必ず来るのにあまり経験できていない、だからみんなよく知らないのが〝臨終〟の際のこと

ほとんどの方に〝お迎え現象〟があります。

死を控えた数日前から、天井に向かって手を伸ばしたり、手を振る動作があります。その時に「お迎え来ていますか?」と問うとうなずく方もいます。写真の方向を見つめて誰が来ているか教えてくれることもあります。「安心ね。迷わずに連れて行ってもらえますね」と伝えるとにっこり笑う方もいます。この会話は最期の時を大切に過ごしてほしいので、ご家族へのアピールにもなります。

もうどうあっても死んでいくしかない人たちにも〝自然治癒力〟はあります。生に向かう治癒力ではなく肉体以外の治癒のために使われ、死を全うするために使われるのです。ありったけの生命力を注ぎ込んで、できる限り健やかで幸せな死を実現しようと、力をふるうのです。それがあるから、死に向かっていく強さ、うまく死にきる強さが発揮できるのです

死を意識し死を見つめてこそ、初めて今をフルに生きることができます。だから縁起でもないと死の話を遠ざけていては、フルに生き切らずに死んでゆく人が多いのではないでしょうか。

〝どう死にたいか?〟はなく〝どんな生き方をしたいか〟に焦点を合わせた話をすることは、話がしやすいと思います。そこで話し合ったことで生き切ることができれば最高。

人は生きているのだろうか? 生かされているのではないだろうか　謙虚になれば心も穏やかになり癒されます。

最期まで死に抵抗し、病気と真正面から戦い、治療を受け続けてきた人も、最期の平和な時間は臨終

間際のほんのわずかな一瞬かもしれませんがやってきます。しかし比較的自然な経過で亡くなった人は、もっと早い段階で長い時間、平和な時間を過ごせていると思われます。

適切なケアや治療は、患部の痛みや、呼吸困難などの全ての症状が楽になり解けるように、苦痛のない体と平和な心を味わい、その後速やかに逝くことができます。

死は怖いものではありません。ただ違う扉を開くだけで楽しみでもある世界に逝けるのです。

本人がこれで良かったという死をイメージしているから、もがいて死ぬことはあり得ない、すべてが穏やかな死です。

何も言わなくともよい。ただ黙って手をギュッと握る手のぬくもりが最高の癒しであり、思い出となるのです。

◎医療の断捨離が必要

現代医学は、最期の最期まで死と闘うことを患者に強いるケースがあります。医師にとって死は敗北であり、患者に再び生を取り戻させるのが、自分の使命だと考えているから…。

・病院では何らかの医療処置をし、無理やり生き永らえさせる…医療制度に問題がある。
・命を延ばそうというのは魂的にも良くない…本人が決めた時期に逝くのが最適。
・すでに、最期の時が迫っていても、抗がん剤や治験を行なうのは苦痛でしかない。
・〝医は仁術〟だったはずが…最近は〝医は算術〟に…なっている⁉

1 春の野草の「ノビル」が大好き　91歳女性

訪問が始まったのは、年末で診療所からの依頼でした。腎不全があり、透析はせずにステージⅣの状態。本人も御家族も積極的な治療は望まれずに自宅看取りを希望されていました。意識は時にはっきりしないこともありましたが、概ねしっかりされています。

ベッドから立ち上がることなく、常に横になってすごされています。長女様が献身的に介護されていましたが、腎臓の特有の皮膚状態でこんにゃくのざらざらした感じの皮膚で、清拭の後は必ず保湿クリームやオイルでスキンケアを行ないました。

全身の倦怠感が強く、声掛けしないと一日中眠ってしまうことはありましたが、ＡＤＬやバイタルも大きな変動なく経過していました。

訪問当初見られていたお尻の軽い褥瘡（発赤や水疱）は、耐圧分散のマットレスに変更して改善されました。食事や水分の摂取量も少なく、便は固くなりがちで、下剤の調整や浣腸と摘便等でコントロールを行なっていました。

3月ほど経過し、徐々に眠っている時間は長くなり、本人の気力も低下してきました。

家族が食べたいものを聞き勧めるのですが「もう死ぬから…」と拒否も多くなってきていました。しかし排便のコントロールができるようになり、お腹の張りが解消されたのか食欲出てきて、大き目のお稲荷さん1個をペロリと食べられるようになりました。

春の話の中から「ノビル取りが上手で毎年カメいっぱいつけていた」と話されます。

私が畑を借りている近くにノビルが自生している所があり、5本取ってお土産に持参しました。「あらぁ〜懐かしい!!」とひとしきりノビル談義に花が咲きました。

高齢でもあり話の内容が幅広くて楽しく、訪問している間は結構おしゃべりされます。それに介護されている家族も参加して盛り上がります。家族だけだと話も途切れてつい暗くなってしまうのだとか。ご家族も訪問を楽しみにして下さるようになりました。

全身の倦怠感が強く、マッサージ等を希望されました。全身の乾燥も強いので保湿剤をたっぷり塗りこみました。時にはアロマもプラスし、リラクゼーションを図りました。1日22時間以上眠るようになってきていましたが、訪問は心待ちにされ、覚醒されます。5月のゴールデンウイークに入り穏やかに下り坂を辿っていることを家族も感じていました。

夏に差し掛かり、お孫さんが壁際に黒い影が見えた…死神が来ていた…などと言っていたとか…訪問時に話されました。それから2週間ほど経過しましたが、低空飛行で安定されていました。

腎不全の末期状態と言われながら、長女様たちの愛情に支えられて8か月間過ごされました。最期の日は大好きな訪問入浴でさっぱりされて、眠ったまま旅立たれました。何とも幸せな人なのでしょう。

家で看取りたいと希望されて、長女様は自宅に夫を残し、看取るための家を借りられ、孫一家と同居しながら、最期までお世話されました。長女様も疲れたらマッサージとかに通われて家族全員でバックアップされていました。

しっかり関わられていたので、御仕度の着替えも笑顔で関わって下さいました。

亡くなる時期が来たら、ご先祖様や近しい人がお迎えに来ます。うつろな目できょろきょろされ、手を上げて何かを掴もうとされているときは大体がその時です。人によってはお話しされることもあります。「誰か来ているの？」と問うと、壁の写真を見上げながら「うん」と返事があります。「お母様ですか？」と尋ねるとほとんどの方がうなずかれます。９割は母方のご先祖様のようです。父方は１割弱でしょうか。配偶者はもっと少ないようです。

別な方の話ですが、がんの末期の母親を介護されていた娘さんから電話が入り「大変です！亡くなった父が迎えに来ていて、母が大声で話しています。」どうしましょう？

「見守るか、気分を変えるようにお茶でも差し上げたら…」と返事しました。しかし途切れることなく、２時間も話し続け、とうとう追い返しました。夫とは逝きたくないと思って、必死に説得されたようです。しかし２週間後、母親がお迎えに来られた時にはあっさりと逝かれました。夫は知らないけど、生前の出来事でご本人は思う所があったのでしょう。

2　わたし…死ぬの？

73歳　　食道ガン末期　　余命月単位～週単位

経済的な問題とご本人の強い希望があり、在宅で…のお看取りを希望されていました。

残暑が残る昼少し前「今すぐ吸引器持って来てくれない？」と突然、懇意にしている在宅診療の医師から電話が入り、支度をして向かいました。

カテーテルの太さは体型により異なるので、数本持参しました。食道が狭窄しているため食べたものが食道にいかず、気道に入ってしまい「オエオエ…」と目を白黒させていました。

主治医はすでに次の診療に行ってしまっていました。

詳しく聴いている時間もなく、まずは吸引を行ない、ご本人の苦痛を取る処置を行ないました。

オエオエが落ち着かれたころに、バイタル測定や本人や家族から話を聞きました。

「お父さんと一緒に居たいから、家に居たい。」とはっきり話されました。

覚悟の上だろうと思います。そんな家族を応援したいと、訪問看護が始まりました。最初は週に3回ほど、家族が慣れ、本人も落ち着いてきた頃からは2回になりました。

公道からの道は傾斜がきつく、滑らないようにして坂を下ります。

傾斜地に立っているので窓の外は絶景でした。金魚も水槽の中にたくさんいました。妻が退屈しないようにと、エサ台を、見えるところにこさえていて、小鳥もたくさんやってきます。

手作りの風車が回っていて、ほっとするような空間です。

大恋愛の末に一緒になった愛すべきご夫婦でした。長男はうつが原因で亡くなっていました。気配はあるが二男は2階から出てきません。しかしアルバイトとかで生活費は賄っているそうです。

ある日、長男を名乗る電話がかかってきました。それを聞いたご主人は、突然のことでうろたえてしまいました。「何を言っているんだ！もうとっくに天国に行っているはずだ！」…それを無視し「僕は生きている…」と嘘八百…。20年も前に亡くなっているというのに…！　なんとも非情で辛い過去を思い出させる。最悪のおれおれ詐欺でした。食道がんで食道が狭く詰まりやすくなっており、何も喉を通らず、食べ物は喉を通らず吐いてしまうので、中心静脈栄養という高カロリーの点滴が24時間持続で入っていました。それで必要な総カロリーは充足しています。

大腸がんで、便はお腹に造られた人工肛門から出てくるようになっています。そこに貼る袋がパウチと呼ばれ、接着力が素晴らしく、3日ほど定着し張り付いているすぐれものです。3年経過しているがもれることなく管理されていました。ここにきて体力もなく、排出処理が大変といいます。パウチの内側に油様のものを塗っておけば、自然に便が袋の下の方に落ちて扱いが簡単になるのですが、指導を受けていなかったようでした。

使用後のてんぷらオイルを垂らして袋全体に広げてからは、自然に落ちてパウチから取り出すのがとっても楽になったと喜ばれました。

年を越して、桜の季節になりました。ベッド上で生活している本人のために、近所の桜の枝を少し頂いて届けました。遠くにいる娘さんに会いたいが、忙しくて来れないというので、桜と撮った写真を大きく引き伸ばして1枚はご自宅に、もう一枚は小さいサイズで娘様の所に、ご本人の了解を得て、手紙を添えて送りました。

毎日一喜一憂する日が続いていました。

夫も心不全で入院することになり、それに伴いトラブルも発生しましたが、姿を見せなかった二男さまが、点滴バックの交換や吸引瓶やチューブの洗浄など、夫がしてくれていた処置を手伝ってくれました。すでに週単位が予想され、夫が入院中に…なんてこともあると考え、遠方に在住の娘さまに連絡を取りましたが、意外と淡々とした返事でした。

今までの家族関係のことは解らない。何があってか、親身さは感じられず。

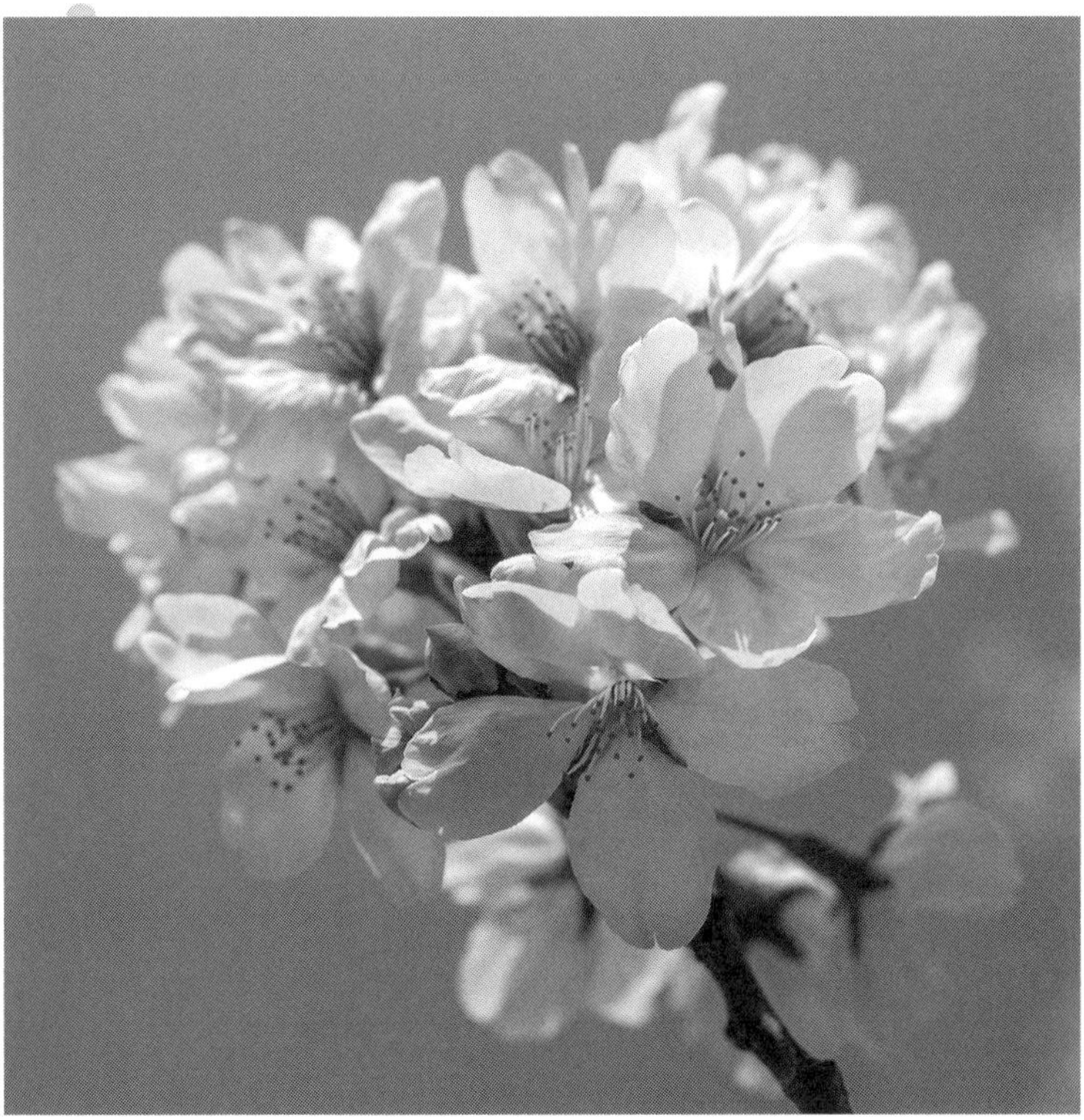

父親の心臓の手術の折に病院には来てくれましたが、自宅で過ごす母親のところには来ず、病院からとんぼ返りだったと、後で聞きました。

「私…死ぬの？」

そんなころ、ぽつりと話されました。「そうね…今まで多くの人を看てきたけど、死亡率は100％で免れた人は誰もいないよね。」明るく伝える。

「怖い？」

「いいえ…！」

時期が来たら、誰だって神様からお呼びがかかって、逝くことになるので、あれこれ考えてもしようがないですよね！

もしも…や、万が一…は特別な人に来るのではなく、皆に平等にやって来るのよ。いくつまで生きればいいかということではなくて、どんな生き方をしてきたか…というところが大切なのだと思います。だって…誰も死を免れた人はいないのですから。今を精いっぱい生きることが、良い死に方になると思いますよ。

「死ぬのは苦しくないの？」

「死ぬ直前は苦しくはないですよ！」「みなさん、ゆっくりゆっくり徐々に意識が遠のいて眠るように逝かれますよ」

「多分…今のこの時間が…一番苦しい…時期と思います。」

「今頑張れば、あとは楽になります。そのへんのところは、先生がとても上手にしてくれるから、安心して！」

お迎えが来た時には、苦しいことはありません。生きている人と別れる、気持ちの苦しさはありますが、身体の苦しみはありませんよ。

2～3日前位からお迎えが来ますから、大丈夫ですよ！一人ではないので大丈夫。ちゃんと天国に連れて行ってもらえますから安心して。天国は良いところらしいですよ。だからみなさん帰ってこないのよね。

「縁起でもないことを話しているんだ！そんな話をして…」と退院していた夫はぶっきらぼうに言いました。しかし…聞き耳を立てて話を聞いていました。

誰もが行ったことがない？！世界です。いいえ、覚えていないだけかもしれませんが…。興味はあるがタブーになっています。死の直前はみんな不安なのです。話題にしたいが…縁起でもない！と言われるし、介護してくれる人に悪いから…とみなが口をつぐんでいます。

しかし、みなさん知りたいのです。

彼女は私の訪問を待ちわびており、ねえ…あの話を聞かせて…と毎回せがむのです。

唾液も呑み込めなくなりました。点滴の量を減らすために滴下数値を減らしました。身体の水分が少なくなると、痰や唾液の量も減っていきます。

最初の頃は吸引をどうしようかと考えていたのですが、吸引器をベッドサイドに置き、手元にスイッチを置き、吸引チューブを付けたままでセットしておけば、苦しくなる前に自分で口の中は吸引できるようになりました。

肺まで入った痰や唾液は自分では取れず、やはり専門職でないと取れず、オンコール対応で吸引していました。

点滴が減り、ご本人の苦痛も減りました。今まで頑張っていた吸引はしなくてよくなりました。最期は眠るように穏やかに逝かれました。在宅療養10ヶ月でした。

おしゃれに気を遣っていた方でしたので、メイクもキレイに下地からしっかりと行ないました。看取った後も、時折ご主人を見かけますが、以前に比べて肩が落ちているように思いました。奥さまを亡くされた方は、しばらくは元気がない方が多いです。

3 最後の最後まで飄々と過ごされていた胃がん・前立腺がん末期の芸術家男性

鍼灸師をしている娘様との二人暮らしです。大きな敷地内に妻方の兄と甥っ子、そして妹がそれぞれ別の建物に住んでいました。

半年ほど前に、妹様の訪問看護に通っていましたが、病状悪化により入院となり、介護老人保健施設に入所されている頃の出来事です。

娘様の依頼で、訪問する事になりました。

前年の秋に胃がんを発見されましたが、本人の希望で手術等の治療は受けず、自宅で過ごされ、経過観察中です。

翌年の春のゴールデンウイークの頃に、みぞおちあたりに痛みがあり病院を受診。

ＣＴ検査では胃がんが進行し、膵臓への浸潤と大動脈リンパへの転移や身体全体の骨への転移（多発性骨転移）。そして前立腺がんが圧迫して水腎症になり、腎不全の状態と診断されました。唯一できるステントの治療を勧められたのですが、本人は何の治療も希望されず帰宅しました。

本人は今まで通りに気ままに自宅で最期まで過ごすことを希望されていると伺う。

彼と一番相性が良さそうで、この状態をしっかり見て頂ける在宅診療に新規の依頼を行なった所、すぐに動いてくださいました。

梅雨の時期に訪問診療が開始となり、往診医と連携し、翌日から訪問看護もスタートとなりました。

ご本人には病名や病状など隠し事なく全て伝えられていました。

「水腎症やがんの進行により余命はわずかと言われた…」と笑って淡々と話されました。

キャラクターなのか緊迫感は全くありません。「一番は足がむくんでいて重くて冷えてこれが辛い」と足を見せて下さいました。

２週間経過した頃に胃部不快（むかむか）が始まり、血圧も２００前後と上がり、その後吐血や下血が始まりました。「吐いてスッキリした。」目で見える症状には驚かれ、事態を理解されます。体調に大きな変化は見られないが「頭がボーとして、もやもやしている」と表現される。往診での検査の結果、貧血が酷いのが原因だと説明されました。

翌日から鉄剤の点滴が始まり、診療所のナースと組んで10日間、毎日点滴をしに訪問しました。鉄剤の点滴効果で食欲はアップし、血液交じりの便は止まりました。

室内は伝い歩きで気ままに過ごされていました。

ご本人の一番つらい部分を優先して処置やケアを行ないました。一番は足の浮腫のケアを心待ちにされていました。リンパドレナージュで足が軽くなると、ゴソゴソと動き出し、趣味の彫金の作品作りをされていたようです。表札やポストなどの力作があちらこちらにあります。

お盆の頃より浮腫が増悪し、体重も着実に増え腹水や胸水も日を追うごとに酷くなりました。ご本人はそんな状況でも呼吸苦はなく、血圧を除いてはバイタルも安定していました。

この頃より日増しにむくみが酷くなり腹部や腰回りまで上がってきているため、動くと息が上がります。

仕事で不在の娘様に電話連絡すると、医者から「もうあとひと月くらいと言われています」と覚悟されておりました。しかし本人は、ちょっと楽になると思いもよらない行動をされます。安否確認と少しでも安楽と浮腫軽減のために、定期巡回のヘルパーにも足浴を依頼し、状態の変化について連携をしていました。

外出禁止令を言い渡しておきましたが、ヘルパーが訪問した所不在と連絡が入りました。携帯に連絡すると「買い物があったから、駅近くのスーパーに来ている。帰りはタクシーで帰るから大丈夫！」とあっけらかんと返事が返ってきました。

下肢の痛みがひどくなり、往診医の手配で市民病院を受診しましたが、検査の結果、脊柱管狭窄症の痛みと診断されました。鎮痛剤が処方され痛みは軽減しました。それから1週間後の早朝に仕事に行く前に娘様からメールが入っていました。頻回の尿のために睡眠がとれなかったこと、そのためなのか疲労感とめまいがあること、本人は足の痛みよりもそのことを気にしています。加えて喘鳴のようなヒュー音やゼロゼロといった呼吸音も大きくなっていますと。

その日は診療所の訪問の日だったために、診療所にも伝えました。夕方診療所の看護師より状態報告があり、バイタル的には血圧もしっかりされている、酸素濃度も問題なし呼吸も安定されているとのことだったので安心していました。

翌日の夜に仕事から帰宅された娘様が、妻の遺影の前でうつぶせに倒れている父親を発見されました。診療所の医師が駆けつけ、21時30分、死亡診断がなされました。

訪問開始より二か月半経過した日でした。

ベッドから降りるのも大変だっただろうに…妻と何かの話があったのでしょうか。

娘様とはエンゼルケアをしながら取り留めのない思い出話をしました。

父には若い彫金仲間の彼女がいて自宅まで訪ねてきたりしているが…このことを知らせるべきだろうか…と相談を受けました。

後で来られても困るから、「知らせるだけ知らせてあとは、本人が考えるでしょう」とアドバイスしました。葬儀に出席されたらしく、娘さんは怒っていました。いろんなドラマがあるのです。何時までも引きずらずこれで良かったのだと言ってもらえました。がんと診断されてから、1年弱で亡くなれました。しかし、本人にとっては穏やかで、生きたいように生き、自分の人生を全うされました。

通常のがんの方が経験される痛みはほとんどなく、経過していました。抗がん剤や放射線など行なわない方が最期まで安楽に過ごせるようです。

腰まで来ているむくみには、手のリンパドレナージュは歯が立たず、足を使用しました。足圧でそっとリンパの流れに沿って1か所15秒間前後、超ソフトに押圧します。それを少しずつずらしながら、ツボも考慮しながら行なうと効果的で、足が軽くなると喜ばれていました。ご本人は血液やリンパ液の流れが良くなり、身体があったまって眠ってしまいます。手を使っていると思っている方がほとんどですが、手よりも面積が広くて平べったくて気持ちが良いのです。

娘様とは密に連携し、自然療法も取り入れていました。

家の周りにビワの葉があり、こんにゃくを使用して、ビワ葉の温シップでデトックスも行ないました。身体があったまって気持ち良いとお気に入りでした。

本人は芸術家であまりこだわりがない方です。いつも笑顔でした。彫金をされていて「今度出展する」のだと展示会のパンフレットを見せて張り切っていらっしゃったのでとても残念です。

娘様は、この1年の間に、3人をみおくられました。

叔父は病院で亡くなり、父親は自宅で看取り、入所されていた叔母も病院で逝去されました。

これからは娘様には自分の人生をしっかり歩いてほしいと思っています。

4　恐る恐る始まった在宅療養

誤嚥性肺炎を繰り返し、入退院を繰り返されていた。

医療系でないケアマネは「点滴付けて退院なんて、在宅は無理ですよね！」と言われたが……いいえ大丈夫です！　家族が自宅で看たいという意志がしっかりしていれば、ヘルパーも看護師もできる限りのバックアップをします。ご家族の決心があれば大丈夫ですよ！と返事しました。

退院の前に、診療所の看護師、介護保険関係のサービス提供事業所が集まって【退院前カンファレンス】に参加。

長女様的には、デイに通っていた頃と同じくらい元気だと思っていましたが、主治医からは、「肺炎を繰り返して、今生きていられるのは奇跡。ちゃんと現実を見なさい。」と言われました。

二女さんは「意識がはっきりしすぎて病院で過ごさせるのはかわいそうだと思う」と。

4年前妻は他界されています。その頃長女様は「鬱病」で母親を看きれなかった後悔があり、大好きな父はしっかり看てやりたいと考えています。しっかり看たいが自身の夫もがんを患っており、余裕を持って看る事ができない思いなどを涙ながらに語られました。

ご本人は当時88歳と高齢でしたが、定年退職後も地域の役を引き受けたり、食事も作って食べさせたりと妻の介護も一人で背負って看取られたのだと。

とにかく自慢の「スーパーお父さん」と話されます。

中心静脈栄養のため、CVカテーテルを付けています。また膀胱のカテーテルも留置されています。呼吸が苦しくなることもあり、在宅酸素も使用しています。

9月6日。そんな状況での退院となりました。

嚥下不良で呑み込みが厳しいが…本人は食べたい。何度も説明されているが、納得できません。いろんな話し合いがなされ、一月ほどたって退院となりました。

在宅療養が開始となり、往診の主治医からは今後の方針について改めて家族に説明されました。「DNR（蘇生処置拒否）……特別な延命はしないことの確認がなされました。

苦しい時はどうすればよいですか？と長女さん。

「苦しさを和らげる処置はできますよ」と主治医より。延命治療はしないが苦痛を取り除く処置や、回復可能な時には入院などの支援をすることを説明され納得されました。

訪問を開始して数日間は、人の出入りに慣れず疲労感があり、やや拒否的な言動がありました。慣れてくると明日も来てくれるの？と心待ちにしていました。

少しでも長生きしてほしい長女さんは、何とか食べて体力をつけてほしいと願っています。しかし誤嚥のリスクが高いことで命を縮めてしまうことも理解されています。

本人にあまりにも食べたいと言われると、心が折れてしまい根負けして食べさせてしまいます。

介護者は父親が大好きな長女様です。婿や孫たちは仕事もあり、介護は期待できないご家族です。頻回に訪問を希望され、毎日看護師とヘルパーが訪問する事になりました。

看護師の訪問には2種類あり、医療保険と介護保険を使用する事ができます。医療保険を使用するには、厚生労働大臣が指定する疾患でなくてはなりません。しかし、その他の病気でも特別に頻回の訪問が必要な方には、一月に2週間だけ特別訪問看護指示書というものを、主治医に記載して頂ければ2週間は医療保険に切り替えて訪問する事ができます。

その他の日は、介護保険対応となります。要介護5であっても、毎日ヘルパーも看護師も訪問するので介護保険の単位が不足してしまうので、医療保険を利用すると自費部分が減り、金銭的な負担が軽く

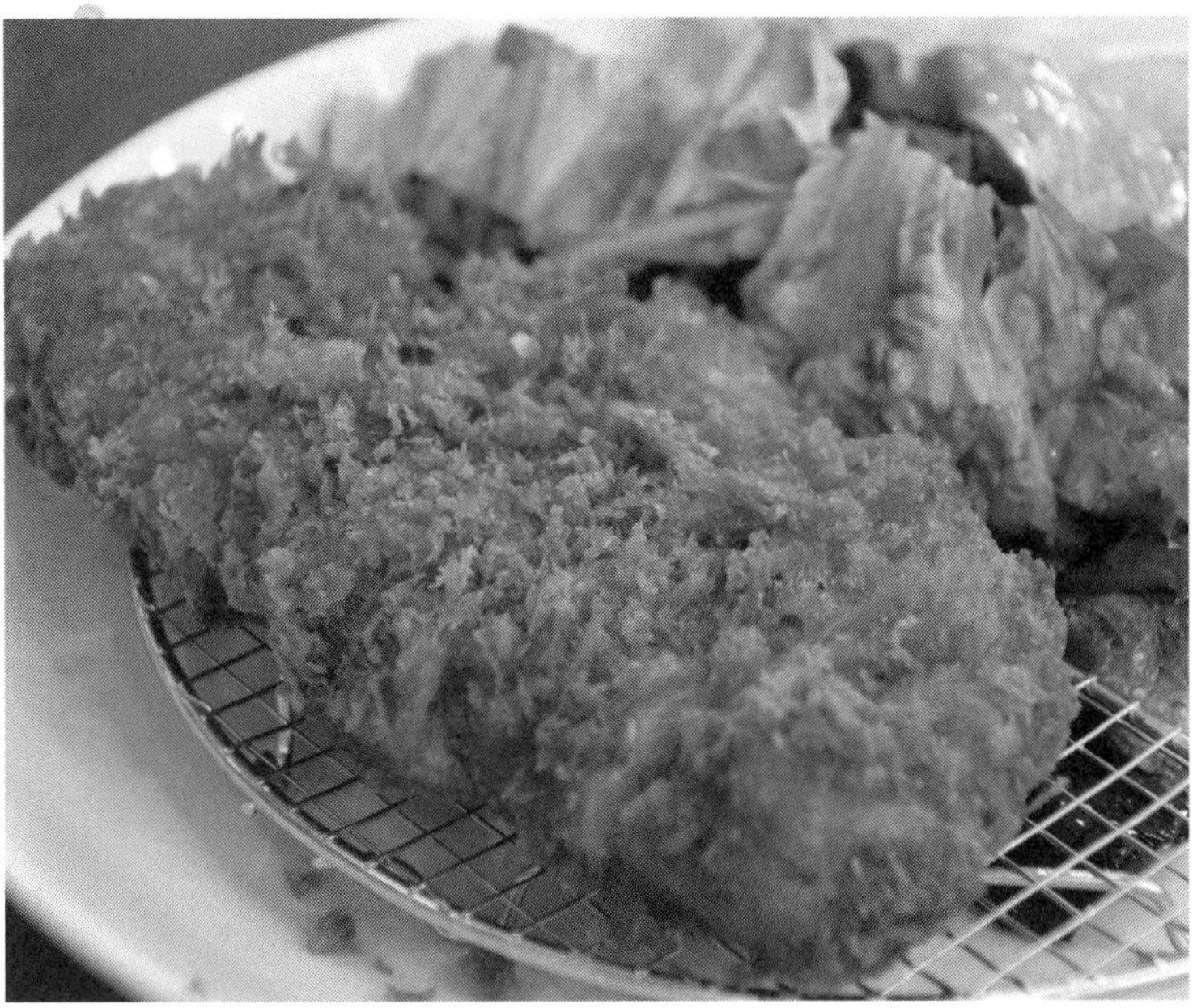

なります。裏技ですね。

利用者の金銭的な負担は、療養型に入院するよりもかなり少なくなります。ただし、ご家族の身体的、精神的な負担は、入院よりも重くなりますのでかなりの決心が必要です。

介護者の長女様はメンタル的にも体力的にも虚弱な方ですので、体力的なことはサービスに任せて、精神的なバックアップをお願いしました。しかし…食べたい方と食べさせたい方で…訪問の合間で少しずつ召し上がっていました。

大塚製薬が出している「あいーと」というものがあります。見かけはそのままですが、特別な酵素に付け込んで、全ての繊維が細かくちぎれており、歯茎でも食べられるのど越しがとても良く、味もしっかりしており満足感が味わえます。

メニューもたくさんあります。カツもカレーもウナギも食パンも全てそのままの姿をしています。それがお気に入りで数口召し上がっていました。最初はうまいもまずいも言わず黙々と食べていたが、満足していたようですと。

幸い、酷い誤嚥はなく、また吸引が必要なレベルではなく経過していましたので、慎重に約束を守っていただいていました。

毎日全身状態を把握します。誤嚥をしていないか肺の音を聴診します。

肺の音を長女様にも聞いていただき、誤嚥している音を確認して納得されました。

１５００ccの点滴のバック交換の指導を娘様に行いしばらくは見守りました。訪問看護は滴下管理、ルート交換、針の交換、ＣＶポートの接続部の管理や処置。膀胱留置カテーテルの管理、膀胱洗浄や詰まった時のミルキング等の対処。陰部洗浄、全身のスキンチェックと褥瘡予防……等を行ないます。

ほぼ点滴だけなのですが、便も時には出ます。お腹も張るのでご本人から浣腸の希望があったりして、腹部マッサージや摘便、浣腸など状況に応じて排便コントロールも行ないます。

全身清拭や更衣等のケアはヘルパーと組んで双方の記録を見ながら補う形で、できていないことを援助しました。

新聞が好きで、ベッドの背中を立てて読んでいました。テレビの料理番組を見ては、今度はあれが食べたいとか、生きる意欲が出てきました。いくらクリアとはいっても92歳で年相応の認知もあり、通じないことも多々ありましたが、長女様が上手に執り成されておりました。

呼吸苦が時折あり、長女様がマッサージをしていると落ち着かれます。現実的には酸素濃度が低下している訳ではないようで、メンタル部分の不安からくるものでもあるようでした。気管支拡張剤が少量ですが開始になってからは、呼吸苦の訴えも少なくなりました。

在宅療養に慣れて、介護している長女様に気遣いの言葉がありました。「とても嬉しくて」と涙ながらにお話し下さいました。

9月から開始し、10月は体調も良く、穏やかに過ごせました。ご家族も余裕ができて、ご本人を一人で置いて短時間の外出ができるようになりました。もちろん不在の時は、看護師やヘルパーが訪問するので一人の時間は極短時間でしたが。

10月半ば過ぎ「もうだめだ！」と力強い口調で訴えられました。どうすれば元気になるのかと尋ねると、「ご飯食べてないからだ」「食べないとお腹がぺっこぺっこで死んじゃうよ！」と返事が返ってきました。高齢な人はいくら高カロリーの点滴と言っても通じません。食べないと死んでしまうと思っているのです。「あいーと」も多くを食べるわけではないのですが……目や気持ちが欲しがるのです。

時折オンコールがあり訪問や電話対応もありましたが、大きなトラブルもなく過ごすことができていました。膀胱炎での発熱があり、抗生剤の投与等もありましたが、その都度の治療で軽快していました。

10月の末に早朝オンコールがあり、駆けつけると、右大腿部位に挿入されていたCVカテーテルを自身で引っこ抜いていて、シーツまでぐっしょり濡れていました。

病院でCVカテーテルの再挿入はできないと言われていましたので、翌日は末梢からの点滴（生理食塩水）を主治医の指示で行ないました。

ある意味死に対する覚悟があったのではないかと思われます。…ご本人は感じていられたのでしょう。残りの日々を最良に過ごせ、最期の時を迎えることができるようご本人やご家族のサポートをしようとスタッフで意思統一しました。

ご本人は最期を自分で決めていたかのように、翌日の早朝に穏やかに眠ったまま永眠されました。

娘様は1時間ほど前に苦しいと訴えがあり、ずっと手を握っていた事を話してくれました。

オンコールがあり、5時36分。呼吸が止まったみたいというのでドクターコールをして一足先に駆けつけました。

その後医師が到着し、死亡確認がなされました。

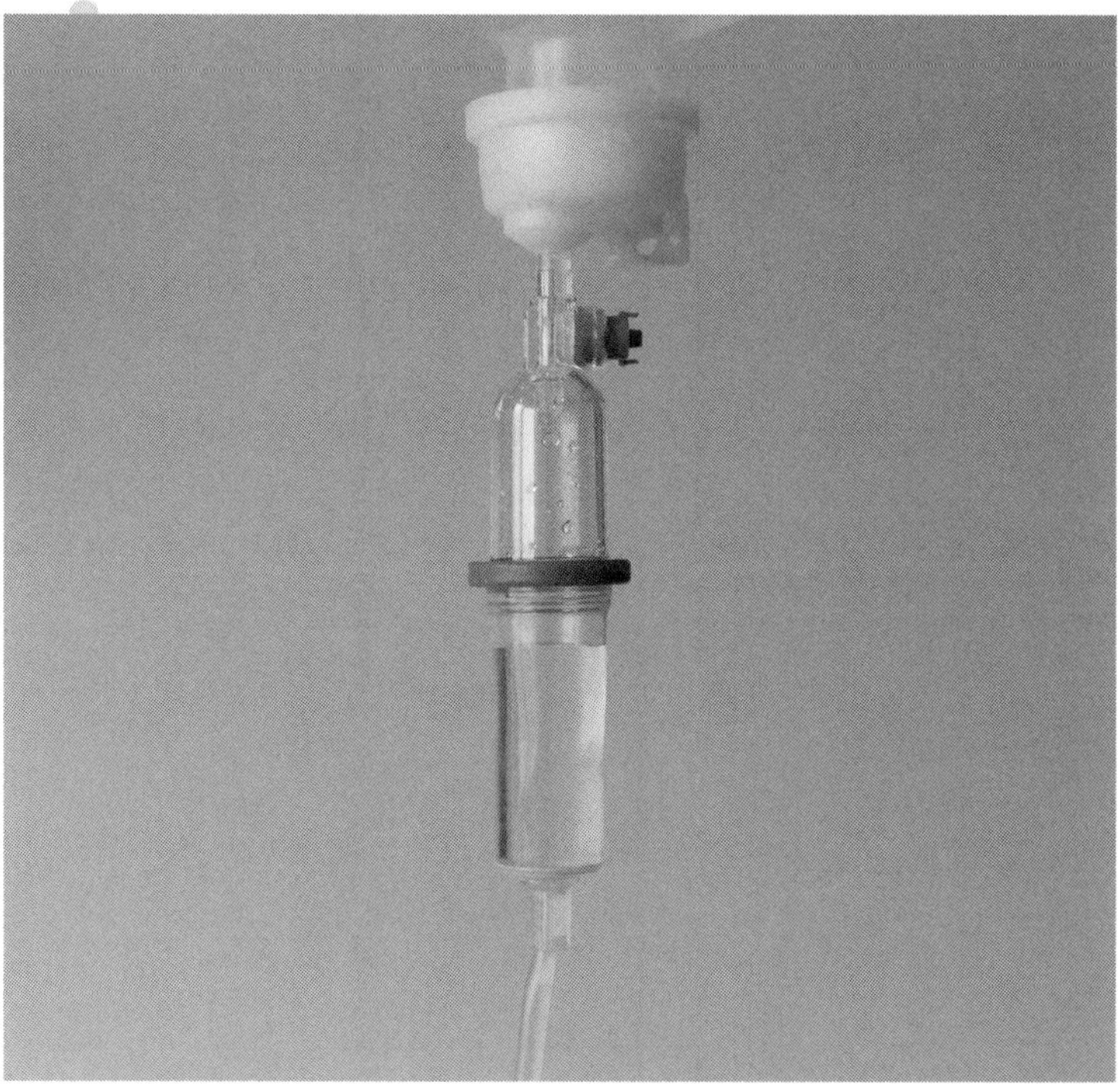

ご家族様全員で身体をキレイにし、お気に入りの服に着替えて頂きました。穏やかに満足されて眠っているようでした。

ご家族も頑張られました。「本人が家に帰りたいと言ったが、本当にできるかどうか不安だった」「皆さんに支えてもらって、最期までやり通した」「何で…と思う気持ちはあるが、自宅で看取れて良かった」「120％満足です！　1ミリの悔いもありません！」と長女様は、泣きながらキッパリとお話されました。

11月はじめまで約2月の訪問でした。

5　食べられるだけ、飲めるだけ　35日

週3日認知症対応型のデイサービスに行っていたが、褥瘡ができたのをきっかけに訪問看護を開始することになりました。ＡＤＬ（日常生活動作）が低下し自力歩行ができなくなったのをきっかけに車いすに座っていることが多くなりました。座っている時間が長くなるとお尻がずれてお尻の骨が出っ張っている所に褥瘡ができやすくなります。食べるのが好きで、パクパクと口が開くので、食べさせるのが好きな妻は、ドンドン口に入れます。量も多く消化機能が追い付かず、軟便から水様便の時もあります。それも明け方に出るため、介護している妻は大変苦労しておむつ替えを行なっていました。キレイに洗ってそれでは…と新しくしたオムツを閉じていると、またどっさり出てきて大変!!

昼間の尿量は少ないが夜間にたっぷり出てシーツを通すほどで取り換えが大変!!と、いつも介護疲労もあり、愚痴をこぼしていました。

オムツの工夫を指導しました。通常のオムツは吸った尿はビニールが張ってあるために許容量を越すと脇から漏れてきます。ビニールがなく両面で吸収するタイプだと尿とりパットがいっぱいになっても次に敷いてあるオムツが吸ってくれ脇漏れがなくなり、衣類やシーツまで濡らすことがなくなります。蒸れも少ないため、褥瘡が酷くなるのを予防できます。軟便や硬便、水様便を繰り返していましたが、整腸剤を主治医に処方して頂き、便の方は整ってきました。

ベッド上で過ごすことが多くなり、小柄な体型の妻が車いすに移乗するのは大変で、リフトによる移乗を勧め、上手に使いこなされていました。妻の努力と訪問リハの導入で、リフトが要らない程にADLが回復し、半年ほど経過し腕を支えれば歩けるようになりました。

認知症の進行と共に嚥下も悪くなってきます。

口は開けるが呑み込めず誤嚥するようになります。

食事形態の工夫やトロミを付けるなど指導しましたが、妻はどうしてもドンドン食べさせたいために、誤嚥を繰り返し、度々発熱していました。平成30年は特に暑い夏で、脱水が心配でゼリータイプの補水液を勧めました。同時に食事形態と食べさせ方もアドバイスしました。

デイサービスに行って、ゼリー飲料を喉に詰まらせ、窒息状態になり救急車搬送されましたが、幸い一命はとりとめました。

大学病院に運ばれ誤嚥性肺炎と診断されました。点滴等で治療されて一応熱は下がったが、積極的な医療は望まれない事から、看取りのために退院となりました。

退院日「今日の夜に亡くなるかもしれない」と伝えられて自宅に戻ってきました。

事前に家族間で話し合いがされていて、胃瘻も中心静脈などの延命治療はしないと方向性が決まっていました。家族の覚悟を知ってか知らずか、外野はうるさく、大きなおせっかいの電話や伝言が入ってきます。高カロリー食があるのを知らないのか…！と状況を知らない知人の医療者も攻めます。妻が呑み込めない事実を説明しても理解してもらえず。妻は「言っても同じだから、ハイハイと答えておくから大丈夫」と捌けた答えが返って来ました。

誤嚥を承知で食べさせたり飲ませたりする以上はしっかりと吸引をしなければなりません。朝と夕方に訪問し、キッチリ吸引を行ないます。普通の食事では誤嚥が酷いので、誤嚥を少しでも防ぐ方法を考え実行しました。

ゼリー飲料にトロミを付け100cc の器に小分けにして凍らせます。シャーベット状にして食べさせると誤嚥は少なくなりました。1回のみ込んでも喉元に残っているため、もう一度ゴックンしてもらいます。2回ゴックンを徹底しました。

妻は少しでも栄養を摂らせたくてローヤルゼリーを入れてみたり、大好きなヤクルトを凍らせてみたり、旬の果汁に砂糖やはちみつを加えたりと楽しみながらシャーベットを作ってくれました。ご本人もそれにこたえて、1日400cc前後は摂取できていました。

家族の素朴な願いの「好きな美味しい物を食べさせたい」という気持ちを汲んで「お刺身のたたきを食べさせよう」と提案しました。

妻は新鮮なマグロを買ってきました。2切れを叩いてトロトロに細かく切ります。どんなに良い物でも筋状の物がありそれも取り除きました。さて、呑み込む時の飲み物は…と考えた時に「ビール」を思いつきました。

以前組んでいた医師が「胃瘻の人もビールを、飲んでも誤嚥しない」と言っていたのを思い出しました。ほんの少しのマグロのたたきと70 cc程のビールを、喉を鳴らして召し上がりました。（2回実行）

娘さんが手伝いに来てシャーベットを食べさせていました。

「お父さん、今日はお刺身とビールよ」と言ったとたんにシャーベットは食べなくなったと大笑いしていました。

一月を経過した頃から嚥下は更に厳しくなりました。3～4回ゴックンしても呑み込めない。痰が増えて、訪問は1日3回に増やし、朝は直行で訪問。昼にも訪問。夜も訪問にして窒息を予防しました。

身体がもともと硬い人でしたが、少し動かすのも辛いらしく、ユラユラ体操で身体を弛めて、上肢や下肢のストレッチや可動域訓練も取り入れて苦痛を最小限にしていました。体操の先生で教え子もたくさんいて、近所の方々もいろんなサークルでお世話になっているということで、訪問客が絶えない。そんな中、妻もバレーボールや社交ダンス等のサークルに所属し介護中でも出かけていました。それが息抜きとなっていたので、キーを預かり不在中でも吸引はじめ排泄管理、清拭や更衣等通常のケアを行ない、妻の支援も行ないました。

何も口にすることができなくなり、痩せてきました。妻は食べさせる楽しみもなくなり、見ているのが辛くなってきました。今まで「お父さん頑張って！」と声をかけていましたが「もう頑張らなくていいよ！」という言葉に変わりました。

実は私も、妻がいない時に耳元で「頑張ったからもういいよ！奥さんも十分に分かってくれているから大丈夫！」と声掛けしていました。

わかってか、わからないのか…淡々と時は過ぎていきます。血中酸素濃度は80％を切り、胸での大きく深い呼吸が続いていました。血圧は低め安定。微熱があるのでクーリングは継続。

いつ何時…という思いもあり、落ち着かない日々が続いていました。

妻は退院当初は、看取りに関しての不安がいっぱいでしたが、その時は突然来るのではありません。徴候があり、徐々にレベルが低下することや、毎日訪問するので、その時になったら伝えるので任せてもらって大丈夫、と伝え、安心されていました。

35日目の夕方の訪問の折に、枕元でカタカムナの謡を小声で謳ったら「えっ！」と言う顔でチラリと一瞬開眼され、穏やかな表情になり眠ってしまいました。

状況を主治医に連絡したところ往診があり「明日また往診する」と言って帰ったとのこと。だんだん弱くなっていく息遣いを見守り、そろそろ止まりそう…とオンコールがあり駆けつけました。

いつもの調子だと朝まで持つと思われる状況でしたが。私が退出し3時間ほどで旅立たれました。

謡がご本人の意識に届いて、安らかに逝かれ神様のゆりかごの中だろうと思われます。

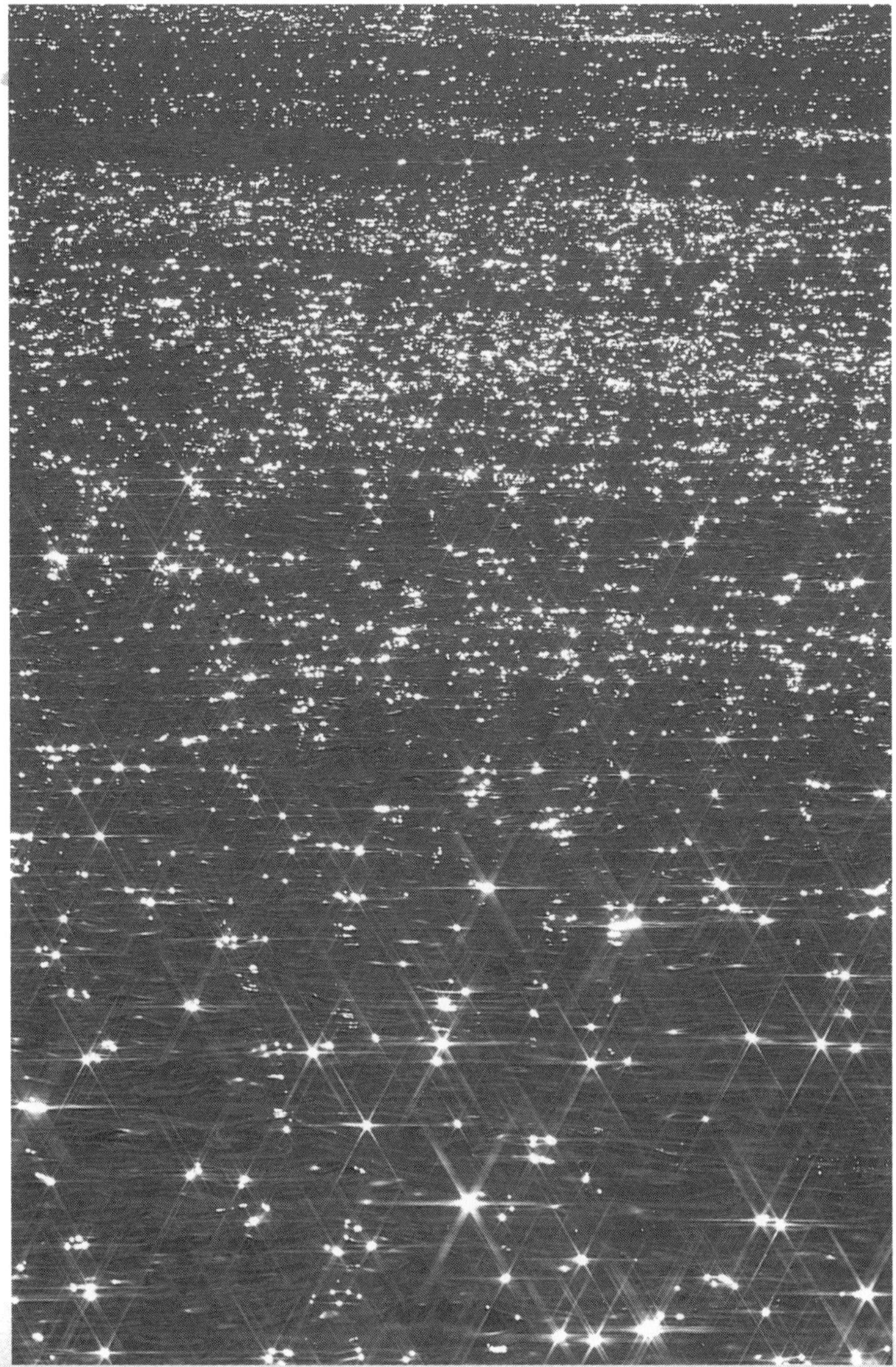

6 自分の体液でおぼれ…

子宮がんが腹腔や骨盤にも転移されている、50代半ばの女性です。夫との二人暮らしですが、夫は東日本大震災の跡地に単身赴任中で、平日は一人で過ごしされており、週末に夫は帰宅されます。日々の困りごとは、近所に住む妹さまが面倒をみてくれています。

2年前の年末に発症し翌年の始めに手術をしました。手術後2回抗がん剤治療を行ないましたが、それ以降は中止し経過観察中です。翌年2月、ペット検査で腹腔内に再発が判明しました。それ以降は、都内有名クリニックや近医に受診し、友人の漢方医に症状を告げて漢方薬での治療もしていました。ゴールデンウィーク後から足全体に浮腫が出てきました。下肢から腰まで浮腫がひどくなり、妹さんの勧めもあり、5月19日某大学病院に行きました。右季肋部と右下腹部に大きな腫瘤が触知されました。両下肢の浮腫が酷いのは下大静脈圧迫によるものであろうと診断されました。巨大腫瘍に対する治療は、まだ黄疸などはないけれども、治療は困難で予後は週単位だあろうと夫には伝えられました。彼女には再発していると告知はされたが…、週単位とは思っていないだろうと夫より伺いました。彼女には、今後ホスピスか緩和医療ができるところで…と伝えられています。

昼間の痛みはほとんどなく夜間になると強くなり…時々走るような痛みがあるとのこと。痛みと不眠のためにベンザリン、マイスリー、リリカ、アモキサン、トラマール、カロナールを服用している。（指示書には記載があったが、西洋医学的な治療法は拒否されており）友人に依頼して調合してもらっている漢方薬を服用しているらしい。

浮腫がひどく楽な姿勢が取れず、慢性的に睡眠不足の状態が続いている。

彼女は丸山ワクチンなどの免疫療法を希望されているという。

某有名病院の主治医と在宅診療の主治医が知人ということで在宅診療の依頼が来て、その経緯で訪問看護をすることになりました。訪問看護では丸山ワクチンの接種と浮腫ケア、ターミナルケアの依頼。

ADLレベルは自力歩行可能ではあるが、日々むくみは増強し、足の指もふくらはぎも太腿も皮膚がはちきれそうなほどパンパンになっています。自分でもリンパマッサージを行なっていましたが、腹水がひどくなり、自分ではマッサージもできなくなりました。

フラメンコの指導者として活躍している方でした。フラメンコの集合写真を見ては生徒さん達に「フラメンコを教えることが、社会的使命で何としても、何とか元気にならなくてはならない。」

そして「愛する旦那さまのために生きていたい！」

我慢強い方で、副作用の酷い科学的な治療はできないがみんなのために生きていたい。家族にも伝えず一人で決心してがんと戦っていました。

積極的な医療はもういらない！（科学的な治療は身体が受け付けず副作用がひどく耐えられない）自然療法的な医療やリラクゼーションを受けて、最大限自己治癒力を上げながら住みなれた家で最愛の人と過ごしたい！

病状からすると、かなりの決意をしている方だと思いました。初回訪問でもこだわりの自然療法的医療を求めていることがわかりました。打ち解ける感じは全くなく、挑戦的でもありました。さて…この方にどう向き合うか…訪問看護を受け入れてくれるのか…初回の訪問ではガードが固くてはかり知れず。

唯一の救いは、丸山ワクチンを隔日に打つ理由があり週に3回は訪問できることでした。

A液とB液を隔日で皮下注射を行なうという昔からあるがん治療の方法であり、エビデンス的には認められず、いまだに保険診療には至っていません。他の免疫療法などと比較すると安価で一般的な末期の患者さんたちが最期に頼る治療法でもあります。

費用も手ごろで、効果がある人もあり、がん患者さんたちには、知る人ぞ知る治療法と言えます。

看護師が定期的に訪問しワクチン接種しますが、日に日に腹部と下肢のむくみが尋常ではなくなってきました。

リンパドレナージュを行なうが、むくみによって皮下にはリンパ液がパンパンに詰まっていて、表皮にタッチして流れを促進する普通のリンパドレナージュでは歯が立ちません。何しろ両手で包みこめる太さではなく「本人もきもちよい」という状態には達せず。

せめて…足裏を刺激するリフレクソロジーを行なってみるが…足の裏のむくみもひどく…深部には達せず効果が感じられません。

それでは…手がだめなら…足はどうか！と思いつきました。そんな方法があるかも、と調べてみるとありました！ありました！　足を直角に乗せて、そっと押圧する方法です。自分で試してみると、足裏全体で押圧すると面積が広い分、暖かさが心地よく、圧も分散され、押されていた筋肉や血管が足を離すことで、身体が緩み血流もリンパも一気に流れだし、リラックスできることが実感できました。まっすぐ直角に地面めがけて押すことが一番きもちよく効果が上がることがわかりました。

手と違って一途に押圧することが足はできるのです。手は何かと動かしたがるけれども足はただ黙って集中して押すことができるということが実感できました。ご本人に了解を得て、足でやってみました。すると彼女は「あっ！これって最高！すごく楽になる！」やっと心を開いてもらえた瞬間でした。「これを極めてほしい！そしてわたしは一番の弟子になるから！」と。

毎週月、水、金の訪問の日を首長くして、ひたすら待っているのです。ほかに楽しみは考えられず、足でのリンパドレナージュを待ちわびていました。

ある日突然「あの人が大好きだと思っていたけど…違うかも…思いこんでいただけで、私それほど好きじゃあなかったかも！」突然言い出してびっくり！

趣味で資格を取得したバッチのレメディを彼女が希望されたので調合して渡していました。彼のことを心配し過ぎていたのでブレンドしたのですが…レメディが効き過ぎたようです。

駆け落ちまでして一緒になった人のことなのに…。ちょっと複雑ですが…人生最後になると卓越した人生観になるのかもしれませんね。

リンパ液の貯留で介護用ベッドに横になることもできません。食事はとれず、水分を少量のみ。病院に入院するのはどうかと問うと「いいえ、ここに居たい」と返事がありました。末期がんの方で腹水が酷くて横になれない方は見てきましたが、全身がむくんで身動き取れない方は初めてです。

体重は増え続けており、首から下の鎖骨の所までリンパ液がパンパンに詰まっています。ビア樽を服の下に付けているようです。この姿何かに似ている…年末にテレビの画面で見るレンコン収穫の作業をしている人を思い出しました。サロペット型の全身ゴム製の防水着の中に水が溜まっているかのようです。日毎にむくみはひどくなっていました。

毎晩ベッドに腰掛け、背中を直角に挙げた介護用ベッドに左肩を寄りかけた姿勢で、足は床につけて、横になることもできずに過ごさなければならなくなりました。肺にも水がたまっていましたから、在宅酸素が導入されました。むくみが減るような治療法もあるのですが、科学的な薬は副作用が強く受け入れができませんでしたので、バッチフラワーレメディを調整しました。それにより全身の症状は進行しましたが、メンタル的には絶望的な感覚はなく、ハイテンションで過ごせていました。

しかし…体液で鎖骨や肩甲骨さえも見えなくなった今、自分の体液で窒息しかけているのです。今晩を自宅で過ごすことは…あまりにも過酷であると判断し、入院を勧めました。しかるべきセデーションをかけないと悲惨な生き地獄を味わう事になりそうです。妹様の御骨折りもあり、スムーズに緊急入院ができることになりました。彼女は全て理解していたと思われますが、明るく笑っていました。

救急車が到着し、ストレッチャーで移送されるときも背中を立てて移動しました。見送りする時、「病院に行くと楽にしてくれる方法があるからね、大丈夫！楽になるからね！」「髪の毛洗ってあげたかったけどできなくてごめんね！」と言うと「大丈夫！帰ってきたら洗ってもらうから」とにっこり笑って救急車に乗り込みました。

妹さんに「戻ってこられますか？」と聞かれ、私は首を横に振りました。妹さんはきりっとした表情で「わかりました！」と救急車の後を自家用車で追いかけてゆきました。

自分の体液で溺死するので、救急搬送される時もストレッチャーではなく、横の長椅子に座り、夫に抱きかかえながら運ばれて行きました。

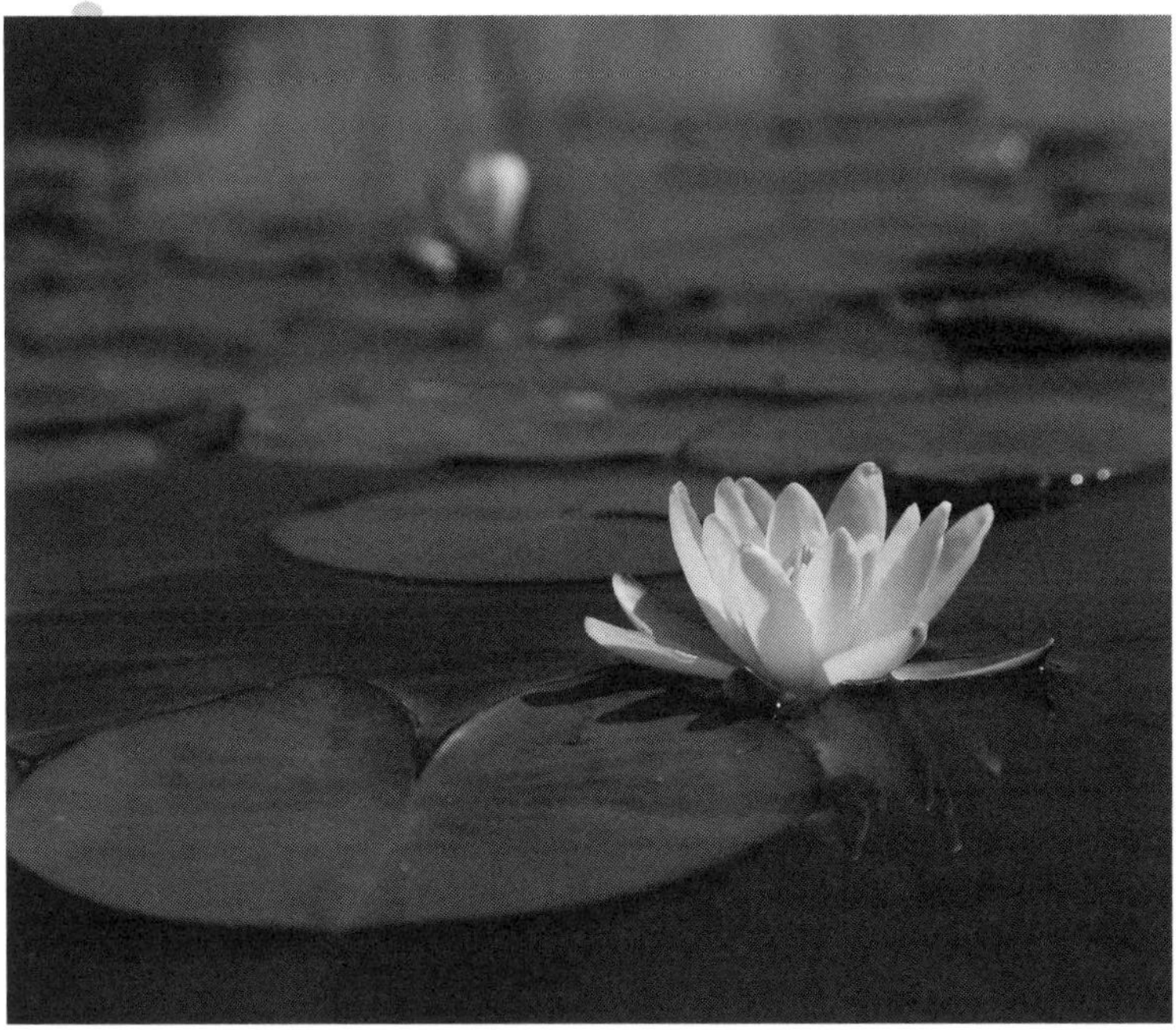

その夜は天気予報に反し、9時頃から大雨になり、風も強く突然の嵐となり吹き荒れていました。

ここ数日彼女のことが心配であわただしい時間が続いていたので、ゆっくりする間もなく過ごしていました。何か気になって、ボーッと壁を見ていたら、突然…壁際のモンステラの2枚の葉が大きく両手を振っているように動きました。

締め切っている窓から風が入るはずもなく、揺れることはあり得ません。

『あっ…』『今逝くんだ…』ととっさに思いました。さよならを言いに来てくれたのです。涙がツゥ…と落ちて行きます。次から次に…。良かった！きっと楽に行けたんだ…。

翌日妹様から逝去の知らせがありました。死亡時刻は両手でお別れの合図をくれた時刻と同じでした。もっとむくみを減らす方法を早くから知っていたら…もう少しは役に立っていたのに…と悔やまれました。

49日を過ぎたころ、最期を過ごされた実家にお線香をあげに伺いました。虫の知らせだったのでしょうか。「私が代われるものなら代わってあげたかった。」お母様は自殺を考えていたのです。最期の時…家族は壮絶な闘病生活に無力だったことを悔いていました。しかしそれは彼女自身が選んだ事だったのですから、「安心できる実家に戻って過ごせたことは、我儘も言えたし、何よりも安心できていた」

彼女にとっては最大限幸せだったことを伝えました。いくらか心が軽くなったようです。一緒に持参したシンギングボールの大小を二人で鳴らして、彼女の冥福を祈りました。彼女は突然になってしまったがんのこと、最愛の人と一緒になれたこと、…と思っていたがそうでもなかったことなどジョーク交じりに話してくれました。

最期に近付いている時、家族も本人も正直にわだかまりなく話し合うことは、お互いを思い合うゆえにできないのです。もうそろそろ…行かなくてはいけないと、うすうすはわかっているのですが、死についての率直な話はタブー視されていてできないのです。家族も同様なのです。誰かに聞いてもらえたら随分と心安く旅立てるのにと思うことがあります。

ご本人が直接言えなかった事や心情を亡くなった後にご家族に伝える事がたびたびあります。それを伝えるのは、一段落した49日ごろが一番よいころかと思っています。

「自宅で逝きたい」本人が望んでいたとしても、病院に入院していた方が十二分な治療ができて幸せだったのではないかと悔やんでいるのです。ご本人が希望され家族と共に普段通りに過ごせて、日々の生活の中で、自宅で逝ける幸せな人は日本全国で1割しかいないのですから！と伝えるとご家族はやっと表情が緩んで、これでよかったのだと思っていただけるのです。

〈追記〉

亡くなった翌日の夕方のことです。自宅の落ちるはずのない洗面器が音を立てて落下しました。ガッタン、タン、タンと…。ハッ…そうだ…「髪の毛洗って！」と彼女がやって来たのです。「わかったチャンときれいに洗おうね」と私は、自分の髪を彼女の髪に見立てて声をかけながら念入りに洗いました。今でも不思議ですが……この話を、彼女の携帯にラインで送りました。家族は誰も見ていないというのですが…既読になっています。

彼女にできなかった足圧の技をその後3年かけて学びました。そして「足圧循環療法」の商標登録を特許庁に申請し登録できました。きっと喜んでくれていると思います。

7 病院を転々とし自宅に戻る最後のチャンス

某針大学病院から「最後のチャンスで自宅に戻りたい」

全身のリンパ節転移がんで肺にも胸腺にも転移し、自宅に戻る最後のチャンスとのこと。

まずは在宅診療と訪問看護を利用したいとのことで、診療所からの依頼で訪問が始まりました。大学病院からがんセンターに転院し、その後また他の大学病院に転院され、主治医の移動により更に違う大学病院へ転院されました。（がんになり4か所の病院に掛かっていた。）

排便が整わず入院中も浣腸や座薬などを使用しコントロールを図っていたが、なかなか出ない人らしい。出ないと腹痛や嘔吐があり物が食べられない。

帰宅するに当たって、医療や介護サービスでできることは何でもやってもらいたいと本人も御家族も思っていると。

ケアマネージャーも同じところが良いというので弊社で同時進行となりました。ベッドやエアーマットレスの搬入、その他必要な福祉用具などの調整が図られました。診療所の訪問体制や訪問看護との連携体制、訪問日など分担を決め、退院日が決定しました。

10月半ば退院され、ご自宅へ戻られた。痛みは多量の麻薬製剤でコントロールできています。更に痛みが強くなる場合はレスキューのオプソを頓服で服用し調整します。

お座敷の一部屋を専用の療養部屋とされていました。自力で寝返りはできるが、起き上がることはできず、常にベッド上の生活です。

可能な限りの経口摂取を勧めました。栄養にもこだわりたいが、まずはご本人が食べたいものを、食べられる形態で調理、もしくは市販のものを勧めました。

嚥下が悪くむせこんでしまいます。そのむせこみの辛さもあり、水分も取れない状況です。

点滴を隔日で行ないます。栄養状態も良くないし、脱水傾向なので血管が出ていません。末梢からの点滴は難しく、何とか入れても血管がもろくて漏れやすい。末梢の血管は高カロリーには耐えられないので、低カロリーもしくは水分補給が主になります。熱が出た時などは抗生剤の注入にも使用されます。

そんな状況の中、可能な限りでの医療処置が継続されました。

妻との二人暮らし。まだ60代後半です。

定年退職し、これから余生を楽しめる時になったのに不治の病になってしまったのはご本人はじめ、ご家族みなさんとてもつらい気持ちでしょう。

趣味や余暇を今から満喫できると思って、楽しみにされていたと思うと切なく残念です。

結構…気難しくてシャイな方です。

お仕事では四国にも行っておられて、定年後も親善大使をしている方です。

最初はつっけんどんな方でしたが徐々にお互いに気心も知れてきて、ジョークも出るようになりました。

かなりシビアな状況で戻ってこられましたが、妻の献身的な介護と住み慣れた自宅の力ですでに2カ月になりました。

在宅酸素が始まり痛みもひどくなり、飲み薬が飲めなくなり、貼るタイプの痛み止めに変更になりました。

我々ナースも、少しでも痛みが和らぐように、エフルラージュ（軽く擦る）や温罨法等の手技療法を行ないました。肺のリハビリも兼ねて音楽療法も行ないました。食事もほんの数口のみですが、消化器症状に気を付け、排ガスや便のコントロールを行ないます。

床ずれ予防のために、皮膚状態は念入りに観察し、ちょっと赤くなった時点でドレッシング材を使って予防を行ないましたので、褥瘡はありません。

妻は「家に戻ってきてよかった！介護ができて良かった！」と言葉にされました。

時間の経過とともに介護にも慣れて、オンコールはあるが、慌てずに対応ができるようになってきています。

診療所のナースや医師たちとも話し合い、カラオケ忘年会をご自宅でする事になりました。カラオケセットとマイクを持参、おつまみや飲み物も準備し、10名程が参加しました。

カラオケのトップバッターは診療所の看護師長さんでした。歌い慣れていてとてもお上手！　各人が次々と持ち歌を披露し大盛り上がりです。ご本人にマイクを渡すと「骨皮筋男です！」と自己紹介されました。食事が摂れず末梢からのカロリーもほとんどない点滴で、すでに2カ月が過ぎていますので、ご本人がおっしゃるとおりに、骨と皮で筋張っている身体で頑張っていました。

自己紹介は何とかできましたが、おしゃべりするのも息切れがするので、ベッドの背中を立てて、皆の様子をにこやかに見ていました。

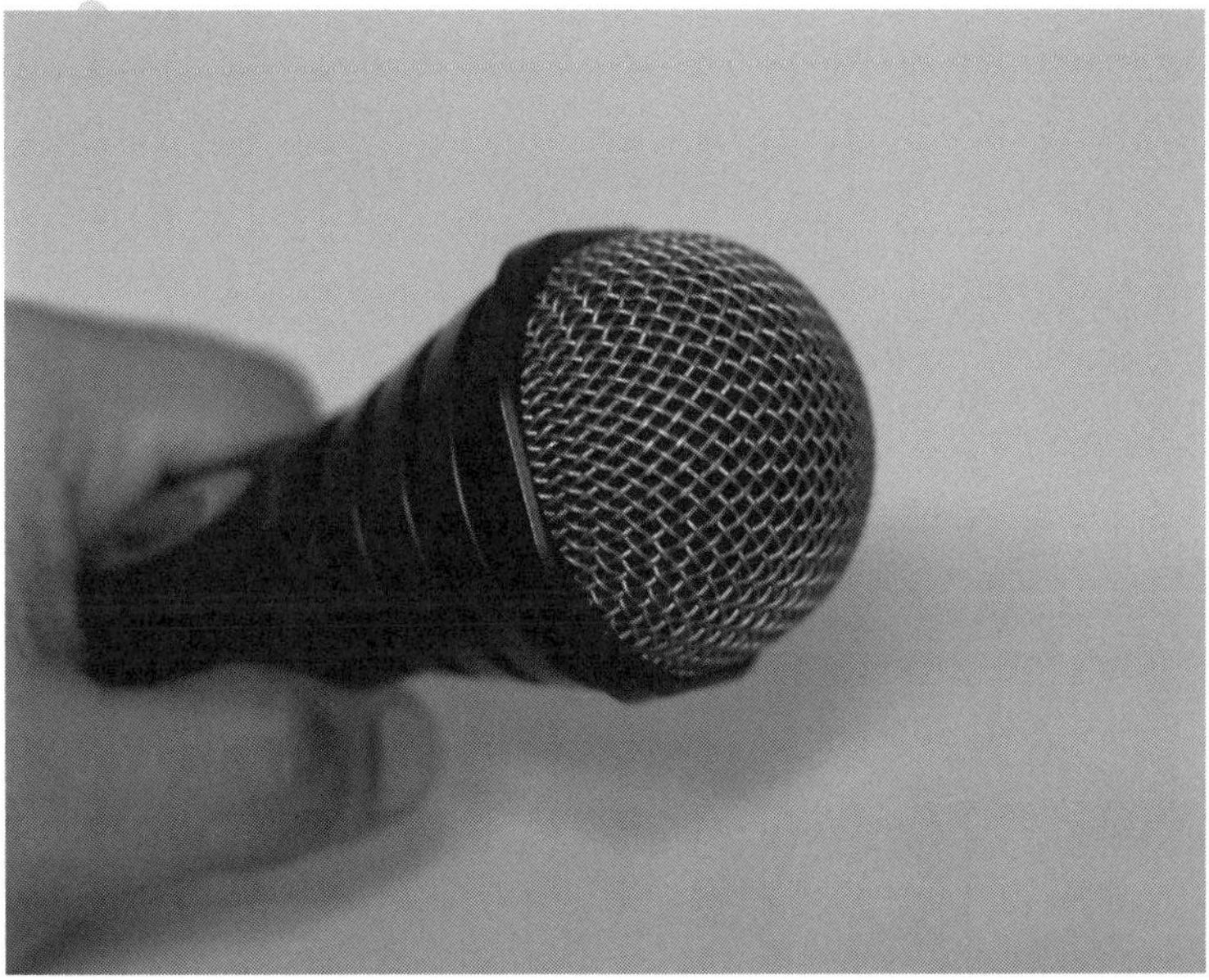

退院当初は、在宅で過ごすことに夫婦共に不安が大きくて、最期まで自宅では無理だろう。その時は病院に戻ろうと考えられていました。しかし日が経つうちに介護にも慣れ、何かの時には、オンコールで駆けつけるので不安も徐々に軽減し、最期まで自宅で過ごすことを決断されました。

年は越せないだろうとみんなが思っていましたが、優に越されて、1月11日午前9時45分永眠となりました。

奥さまやお子様お孫様もそろって、旅立ちの御仕度をしました。

訪問入浴を定期的に利用されておりましたので、いつもさっぱりと過ごされていました。

特有の臭いもなく、枯れるように穏やかに逝かれました。

自宅で逝かれる時には、昔の人のように、無理に食べさせたり飲ませたりもなく、点滴も徐々に減らしていきます。そうすると心臓に負担もなく、全身の代謝も抑えられ…苦しむことなく枯れるように逝かれます。表情も穏やかで笑っているように見えました。

外見は痩せ衰えてはいますが、生き切られたので神々しく見えます。

一月ほど経って、お悔みに伺いました。

いつもの掘りごたつの足が下ろせるテーブルに奥さまと向かい合って座りました。

生前のお話、病気の話、療養中の話、カラオケ忘年会の話、取り留めのないお話をしました。確かに居なくなり寂しくはなりましたが、夫婦ともに頑張って最期まで寄り添われたので、晴々とされてらっしゃいました。

療養されていたお部屋にお仏壇が置かれていました。お線香をあげお祈りしていると、「ありがとう!」とご本人の声が聞こえました。

奥さまの背中いっぱいに金色の光背が輝いています。

それを伝えると「いつも主人が近くに居て応援してくれているようなのです。」と。

お子様たちがお孫さん達を連れて、度々訪ねてきてくれるので、「さびしいけれど大丈夫です。皆さんが支えてくれて、自宅で看取れて良かった。」

皆が行く道です。

もしも…や、万が一…ではないのです。みんな平等に逝かなければなりません。

行けるからこそよいのです。

その時が来ても、慌てず自分の終活できるように日頃から準備しておきましょう。

特に日本は〝縁起でもない!〟と死ぬことを忌み嫌いますが、もっとオープンに話し合いが、事前にできるようになると良いと思います。

8　旅行で持ち帰った聖水を飲んで旅立たれた

がん治療を行ないながら半年前まで勤務医として働いていました。すでに時間が迫りつつあり、主治医からは「今できることをしておいた方がよい」と言われて〝思い出作り〟をされました。結婚式を挙げた教会で記念写真を撮りました。またイタリア旅行に出かけ奇跡のルルドの泉にも行かれました。

覚悟を決めての闘病生活が始まりました。胸水が溜まり定期的に胸水を抜く治療がされていました。医者でもあり確実に時間が迫ってきていることを実感され「夫婦2人の時間を大切に過ごしたい」と切望されて退院されると聞く。

退院後は主治医が大学病院と近くのブレストセンターに両方に勤務しており、2か所に通院されるとのことです。

在宅診療も入れながら、訪問看護をする方向で、MSWは調整していました。しかし主治医はまだ通院できるので、在宅診療は必要がないと手放しません。大学病院との連携は、主治医が常駐しているわけではないので連携は難しい。しかし医師（週2日の勤務医）は言う。「何かあったら来なさい。」と。本当に最期まで責任とって診てくれるのか？大いに疑問だがそういう医者は多いのです。

特にターミナルの利用者を看るためには、タイムリーに連携を取りたい。訪問看護でできることは行なうが、医師でなければできない事柄が沢山あります。

退院当日訪問するが、すでに指で測る酸素濃度70％台、声掛けで呼吸を整えると90％まで回復するが、すぐに70％台に下がります。退院当日にこの状態では先が思いやられます。

大学病院MSWに連絡するが担当のMSWは不在。事情を知っているMSWが代わりに受けてくれ、主治医が不在のためチームの医師に連絡が取れた。状況を伝えた所、今日退院したばかりなのに、「病院へ来るように」と。

夫との時間を大切にしたいから退院してきており「病院に戻る気はない」事を伝えて、せめて在宅酸素の手配を依頼し、夕方には在宅酸素開始となりました。

お尻の痛みを訴えています。傷はないが骨への転移と考えられ、当たりが柔らかくなるクッション材を貼って様子見る。同時に福祉用具へ連絡しエアーマットも手配し夕方には搬入となりました。とりあえず呼吸の苦しみとお尻の痛みを緩和することができました。

病院と用具とケアマネージャー達との連携がとれ、大切な宅療養開始第一日目の夜を、落ち着いて迎えることできました。

右肺は機能しているはずなのに呼吸苦が強く、自分で不安を作りパニックになります。

医師で身体のことは誰よりも理解しているはずなのに…歯がゆいくらいに医師らしくない。当事者になるとこうなるのかもしれません。

脳に転移もあり、支離滅裂で理解できない状況もあるが、同じことを繰り返す妻に夫はイライラが隠せません。しかしていねいに聞き取り、それに対し冷静に判断し、慎重に答えを出していました。

妻の「夫との時間を大切にしたい。だから退院したい。」という希望に応えて、夫は仕事を休職し常に寄り添っていました。大いに議論（喧嘩）をしているといいます。

乳がんが肺に転移し、左の肺には胸水が溜まる。その胸水を抜くために大学病院とブレストセンターに通うことになっています。１回１０００ccを抜くとのこと。その中には身体に必要な成分も沢山含まれているので体力も低下することになります。しかし抜かないと呼吸が苦しい…息ができない苦しみは死に直結する恐怖を感じさせます。毎週1回通院し抜くことになっていました。

退院し20日位経った頃にやっと「毎日少しずつ抜くことにしたいので、訪問看護でお願いしたい。」と主治医から連絡がきました。訪問看護だけでは厳しいので、在宅診療も同時にお願いしたいと伝えました。当日診療所あてに診療情報提供書が送られ、やっと看取り体制が整うことになりました。急なことで翌日の胸水を抜く処置は訪問看護で行なうことになり、2人体制で訪問しました。診療所と話し合い、隔日で抜くことになり、診療所と密に連携を行ないました。しかしそれもつかの間、出血傾向がひどくなり、ドレーンの刺入部位から漏れ出してきました。ガーゼを厚くしてもびっしょりでガーゼの上に紙おむつを当てていたが、それさえも漏れ出す勢いでした。

この頃は毎日訪問して処置や清拭、着替えを手伝いました。少しの動きでも息が上り、酸素マックスの7をしていても苦しいほどの状況でした。当然排便のいきむことも困難で、浣腸と摘便で出します。

彼女は体力を維持するためにしっかり食べていました。呼吸が苦しい中でも、酸素ボンベを持って、近くのカフェに行きコーヒー飲んできたと。大切な時間を有効に遣われていました。もう少し生きられるだろうと思われていましたが、その時は突然やって来ました。在宅医より検査データの説明があり「あとどのくらい？」「週単位…誕生日を目標に頑張ろう」と伝えられた翌々日でした。胸水が漏れ出してからの呼吸苦は随分楽にはなっていたのですが、ショックだったのでしょう。一気に気落ちされたのだと思います。

気持ちを察して、何か気分が明るくなることはないかと考えた結果、マニキュアを塗ることにしました。御化粧と違って、自身の目で見えて、ちょっと気持ちをわくわくさせてくれます。色白でオレンジがかったピンクが似合いました。酸素濃度を測る中指だけを残してその他の指にマニキュアをすると、にっこり笑っていとおしそうに見ていました。

5時10分、死亡確認となりました。エンゼルケア、エンゼルメイクを行ない、ウイッグを付け、生前好きだった洋服を着て桜色のマニキュアを塗った指で手を組みました。白雪姫のように、ただ気持ちよく眠っているようでした。

奇跡を求めて世界各地から難病の患者さんがルルドの泉に集まってくるといいます。覚悟して2人で行ったイタリア旅行のお土産の聖水が冷蔵庫にしまってありました。その奇跡の泉の聖水を、亡くなる前日、少し飲んでみたそうです。小さな小瓶に入った聖水は、なかなか上がらなかった酸素濃度を95％まで上げてくれました。ほんの一時ではありましたが、神のご加護があったのでしょう。

第2章

チームの看取り

◎世話になる事になる医療、介護、様々な職種の方々と家族

介護保険がスタートして20年になります。利用する当事者にならないと実際には、解らないというのが実感でしょう。介護保険のスタート当時は制度的にもすっきりしていましたが改正のたびに複雑化している感があります。しかし利用する方も増え、携わる人たちも増えました。キーマンの熟練ケアマネージャーも高齢化してきましたが、制度を熟知されていますから、親身になって相談に乗ってくれます。住みなれた自宅で家族に囲まれて逝きたいというのが、皆様の本音ですが、核家族化して、独居の方も増えてきました。そこで施設も自宅と考える方向に向かっています。

８０—５０問題もあり深刻化しています。

大きな病気がなくて、介護保険を利用される方は、ひきこもらず、なおかつ運動もできて、ＡＤＬ（日常生活動作）の維持向上に役立つ通所介護や通所リハビリがお勧めです。ご本人的には、気が進まない人が多いですが、社会生活を継続するのは老いを遅らせることができます。そして介護する家族のためにも大いに利用しましょう。

生活するには、訪問介護士（ホームヘルパー）が力になってくれます。掃除や調理はもちろん、身体が不自由になっても、入浴やシャワー浴の手伝い。清拭や更衣も手伝ってくれます。

介護に疲れた家族のためには、時々リフレッシュできるようにショートステイを利用しましょう。介護の負担感が少なくなり介護を継続するためにはお勧めです。

紙オムツの進化は素晴らしいです。ご本人的にも家族に負担をかけずに済むし、上手に使うと介護が

楽になります。

重篤な病気を抱えての在宅療養では、医療系のサービスを利用することにより安心して過ごせます。自宅に訪問理学療法士などのリハビリスタッフや、訪問看護師がきて病状の管理、薬の管理、排便の管理もしてくれるし、親身になって療養に関すること生活に関することなど、在宅療養に必要な指導や相談に乗ってくれます。

通院が難しくなったら、自宅まで来てくれる在宅診療（往診とは違い計画的に訪問し緊急時も対応）があります。ましてや最期まで自宅で過ごしたい人にとっては、看取りまでしてもらえるので必須です。（突然亡くなると警察が介入し家族までもが犯人扱いされることがあります）

在宅療養に欠かせないのが、車いすや介護用ベッド等の福祉用具貸与です。不慣れな家族が介護することになりますから、用具は腰を痛めないためにも必須です。介護用ベッドも普段利用されているベッドよりもコンパクトになっていて電動で動くので掃除や介護がしやすいのです。高さ調整や背上げ等いろんな機能が付いておりご本人にとっても安楽に過ごせる設計になっています。身体が動けなくなると一番心配なのが床ずれですが、多種類のマットレスがあり、状況に合わせて使い分けられます。なにしろリースなので自由に交換ができて便利です。最近はひどい床ずれは見かけなくなりました。用具の進化のおかげでしょう。

入浴が難しくなれば、〝訪問入浴〟というものがあります。ご本人は横になったままで安全にゆったりお湯につかる事ができるので楽しみにされている方が多いです。

◎みんなが連携できていてこそ、良い看取りができる

介護保険や医療保険制度はお互いに情報の共有と連携は必須事項になっておりますので、家族が不在でも重篤にならないように日々、適時、必要に応じて連携を取り合っています。サービス事業所が異なっていても勝手に行なっているのではなく、ケアマネージャーが立てた計画に沿って、変更が必要な時にも連携してサービス提供が行なわれます。医師やケアマネージャー、他のサービス事業者も大きな出来事がなくても、定期的に連絡し合っています。

◎制度など知っているべきなのに知らない事も多いはず

当事者ではないと日々の仕事や出来事、または自分にはまだ遠い事項と判断してしまいますが、身近に介護している人がいるなら、聞いてみるとよいでしょう。しかし保険者（住んでいる市町村）が違うとできることと、できないことがありますので、全てができるとは限らない事は覚えておきましょう。地域の状況や各事業所のケアマネージャーなどの情報も、熟知している地域包括支援センターに、相談すると良いです。人間ですから相性もありますので、合わないと思ったら変更も可能です。実践してみないとわからないですが、お互いにじっくり話し合って介護される人の立場になって、地域の資源を利用されることをお勧めします。

介護保険制度は3年毎、医療保険制度は2年毎に改正があります。改正のたびに費用が変わったり、加算が変わったりします。

詳しくは、担当のケアマネージャーや地域包括支援センターに聞くと良いでしょう。

訪問看護は介護保険適用と医療保険適応と病気や状態によって決まっています。

詳しくはケアマネージャーに聞いてください。または訪問看護ステーションでも教えてくれます。

1 お話大好き！　話が止まらない！

2年前に、御主人様ががん末期となり、娘様と同じマンションに転居されてきました。御主人様をご自宅で看取られました。悲しみから立ち上がり、デイサービスも楽しく通えるようになっていましたが、急に食欲が低下しました。

娘さんの表現は「弱ってきた！」と。

〃どのように弱ってきたのか〃確かめに、娘様の帰宅に合わせて、ケアマネと訪問しました。最近は、ほぼ寝たきり状態と聞いていました。渾身の力を出して、何とかトイレまでたどり着いたようですが、トイレ前で力尽き、ヘルパーが助け起こしている所でした。筋力が低下し、膝が折れてしまうために、途中で膝折れして座り込んでしまったようです。紙パンツをしているのですが、そう簡単に出るものではなく、トイレだけは何とかして行きたいので、ポータブルトイレは拒否されていました。しかしそうも言っていられなくなっています。

好き嫌いも激しくて、スポーツ飲料は嫌い！　秋田の○○の水が飲みたい！　娘様は、なだめすかしてダカラ水を飲ませていました。ベッドに戻ると、話術巧でおしゃべりが止まりません。話が面白くて身を乗り出して聞いてしまっていました。

自分の身体はどんな状態なのか？と問うと、「老人病！」と即答された。

「急に食べたくなくなった」そして「食べられなくなった」だから「老人病だ」と。

要するに老衰状態と判断されていました。（自分で言う方も珍しいが）

輝いていた頃の写真を見せて、その頃の話が止まりません。大きく引き伸ばした歌舞伎のメイクをし、衣装を着けた立派な写真がありました。まさかご本人だとは思わなかったので歌舞伎俳優の楽屋に行った話をしたら、「その人たちはお金をもらっているの」「私はお金を払って舞台に立った」のだと。

小さいころから苦労をされた方ですが、お金遣いも豪快だったようです。

どう過ごしたいの？秋田の家に行きたい！と自分で設計した家の写真を見せてくれました。

「秋田の美味しい水が飲みたい！」

もう一度元気にならないと…。秋田に帰る体力を付けないとね…。

「いや～…もう行けないよ。」じゃあ秋田はどうするの？「死んでから行くから、大丈夫！」

すでに覚悟されており、キッパリ言い切られた。

リラクゼーションケアを行ないつつ傾聴する。足のむくみやだるさもリンパドレナージュで軽減し、自慢の脚線美に満足されました。

「私は最初会った時から、あなたを信頼し任せると決めた。」と言って下さっていました。

夕方になると38度近い熱が出てきました。解熱剤とクーリング（保冷剤をクッキングペーパーでくるんで、両脇や鼠径部に当てておく）で対処。胃がんの再発か？　それとも何か病気があるのか？

「今の状態が知りたいから病院に行って検査したい」

自身の状態が分かっていると思っていたがそうではないらしい。しかし、身体の自由は効かず救急車で病院に行ったとしても、自宅には戻れないと思われるが…。

そうこうしているうちに、意識は混濁し始めました。ご家族を呼ぶように伝え、その夜には全員が集合され、にぎやかに話が盛り上がっていました。孫の結婚が決まったことを大そう喜ばれ、ご祝儀を渡たされました。ご家族ににぎやかに過ごされるように伝え、いったん席を外します。

その後は呼びかけにも反応しなくなり、夜8時過ぎにオンコールが鳴り、駆けつけました。往診医が来て死亡診断が行なわれました。みんなでワイワイと旅立ちの衣装を探し、全員にタオルを渡し清拭に参加して頂きました。

明るい家族で、遺影をどうするか、探した挙句、本人の手帳に用意されていたものを使う事になりました。最初の訪問からひと月もせずに亡くなってしまいましたが、ご本人に、そしてご家族にも信頼して頂いたのは、ご主人の時から関わっていたケアマネージャーの存在が大きかったのです。在宅にこだわり、在宅ケアをタイムリーに連携し看取ってきた成果だと思われます。

グリーフケアで訪問した所、遺影は二転三転したらしいが、ご本人らしい遺影でした。その家には、結婚されるお孫様が住むことになっているという事でした。

ご本人も御家族も捌けた方々です。

2 すいとぴ〜

それは1本の電話から始まりました。

大学病院の医師からの電話でした。「もう、永くはなくて、でも自宅に戻してやりたい」と娘さんが希望されています。

外泊中の、中心静脈栄養の管理と家族のバックアップをしてくれないだろうか？介護保険や医療保険は、18年前は入院中のため使うことはできませんでした。そのため、ボランティアナースの会「キャンナス」の依頼でした。2泊3日のターミナル支援を行ないました。ほぼ寝たきりのため、病院への送迎はストレッチャーでの移送でした。点滴棒は病院で使われているものが用意されていました。すべて病院と同様のものが、できる範囲でそろっていたので、何とも部屋が病室のようで、違和感を覚えました。それでも彼女は自宅で過ごすことに喜びを表現していました。自宅では苦しいながらも生き生きと輝いていました。

予定二泊三日の外泊を終え、病院に戻られましたが、病院に戻ったとたん外泊中の表情とは打って変わって、死んだも同然の表情になってしまった、と主治医からの相談の連絡が入りました。病院に駆けつけてみると、数日前に見た表情はありませんでした。

「思い切って在宅に戻してあげたい。協力してもらえるだろうか？」主治医は言いました。

余命は週単位を切っていました。しかし自宅のパワーは素晴らしく、家族や同居の犬たちと一日一日を大切にかみしめるように過ごされました。ナースは毎日訪問し、体を拭き、足湯を行ない、着替えは負担が大きいので娘さんと行ないました。点滴のパックを交換し、痛みの緩和をする。この訪問はがんの末期でもあり医療保険対応となります。娘さんは夜も眠れていないので、キャンナスで長時間見守りを行ない、その間にお昼寝をして頂いていました。そんな日々が3週間ほど経過しました。もうその頃は、ほっとけばスーと逝ってしまいそうでしたが、そのたびに娘さんの「お母さん！」の呼び声で、戻ってきました。「まるで不死鳥だね」と顔を見合わせて笑いました。

しかし、確実に、旅立ちは、いよいよ迫ってきていました。主治医に往診のドクターの手配が必要ではないかと問うも、大学病院からでも、私が看取りに行きます、ときっぱり言って下さいました。

呼びかけにも反応が鈍くなり、体温は35度を切る日が1週間を過ぎました。

その日は、猫の毛のような小雨が降る日でした。とうとう娘さんの叫びとも聞こえる呼びかけにも、もうよみがえることはありませんでした。休みの日ではありましたが、医師は駆けつけてくれ、スウーと眠るような旅立を家族と共に看送りました。

まだそのころは、自宅での看取りに慣れてなくて、家族にかける言葉が見つからず、ともに涙することで、悲しみを共有しました。

「母はスイトピーが大好きでした。葬儀は母の好きなスイトピーで飾ってほしい。」

葬儀屋は、市場のスイトピーを買い占めたが、足りず、他の市場の花も買い占めたそうです。

家族だけで心温まる葬儀だったと写真を拝見しました。「あまりにもきれいすぎて、家族だけではもったいなかったかも…皆さんにも見てもらいたかった。」と一様にご家族もお話しされました。

担当はブランクがあっても、資格を生かし在宅医療の役に立ちたいと熱い思いのナースでした。キャンナスの支部でもあり、そんな熱い思いのナース達が医療保険と、キャンナスの両方を使って、家族のレスパイトを見守りながらの訪問看護でした。

気持ちが入りすぎてしまっては、家族を押しのけてしまう危険もあり、在宅療養を支えることはできないのです。

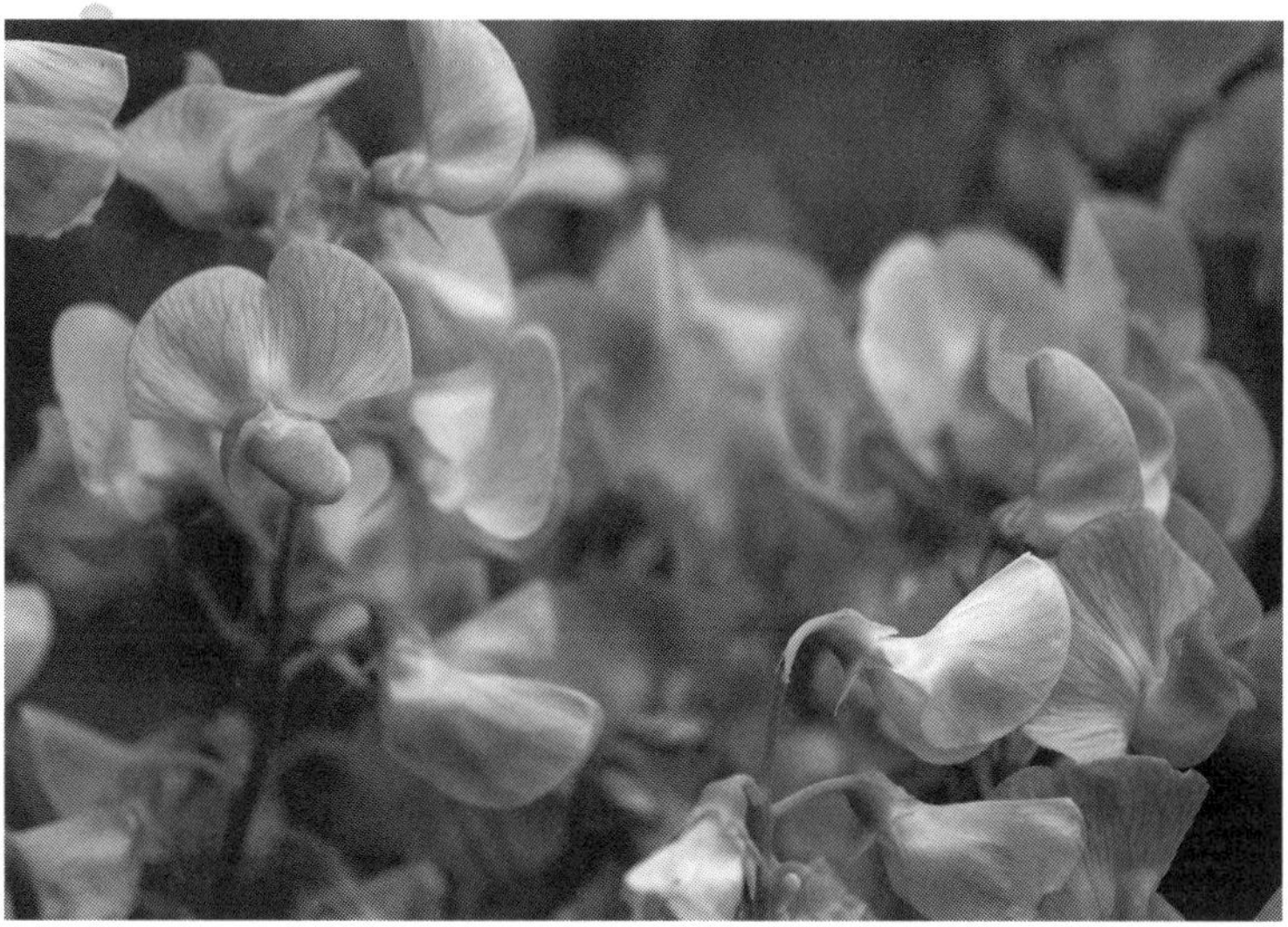

熱い思いと冷静な医療人との両方がそろって初めて在宅見取りができます。

3 孫の手で階下の妻を呼ぶ夫

2階に寝たきりでもう半年になるが、頑固で誰のいう事も聞かない！ 2階にいて用事があると傍のたんすを孫の手で叩いて妻を呼んでいる！

布団に寝たきりで、妻が食事や飲み物を用意しますが、怒りっぽいので介助はせず横に置いておくと、少しは食べています。寝たままで味噌汁も汁をストローで吸うだけで具は食べません。日本酒もストローで飲んでいます。低栄養で体重はかなり減少し、骨皮筋衛門状態。脱水、廃用症候群、アルコール依存症がありました。排尿は尿瓶を使用しているがうまくできず、シーツまで汚染するため床にはペット用のシーツが敷き詰めてある。とケアマネジャーからの事前情報がありました。

訪問した時には、2階から「怒鳴っている声と孫の手でたんすをたたく音」がしていました。

ご本人は病識が全くなく、医者が往診しても「悪くない！」と返答します。「体の全部が悪いだけ、自由にしておいてほしい」と追い返してしまいます。

もう半年以上2階で寝たきりの状態で、ストローを使って起き上がることなく汁物を飲み、日本酒もストローで飲んで命を長らえていました。家族の希望で訪問看護の導入が始まりました。

怒鳴られるのを覚悟して2人で訪問しました。ご本人も突然の訪問に、びっくりして大声を出したり、拒否したりは全くありませんでした。拒否もなくスムーズにバイタルを測らせてくれました。

間髪入れずにタオルやお湯を用意し、説明をしながら全身清拭と陰部洗浄おむつ交換を手際よく行ないます。拒否する間もなく着替えまでスムーズにできて、1回目の訪問は大成功。

その後は週1回の訪問看護になりましたが特に拒否なし。喜んで…とまでは行かないが心待ちにしてくれるようになりました。床ずれができ始め、介護用ベッドを入れたいが、転落の恐れがあり、布団の代わりに耐圧分散のマットレスを入れたところ、高さが気になり拒否されたと聞きました。薄手のエアーマットレスのみ導入する事になり、ご本人の説得に伺いました。

最初は頑固で嫌がられましたが、最後はＯＫが出ました。

ご家族から「エアーマットは何も言わないで使っている」と連絡を頂き安堵します。

1月ほど経過し、いよいよ…の時期に差し掛かり、週2回の訪問になりました。

毎日日本酒３００㎖を飲んでいましたが、50 ccの水で薄めてみたところ味の変化に気が付かないため、徐々に水の量を多くしておきました。それでもクレームなく経過しました。

夜中に大騒ぎするようになり、主治医に伝え安定剤と眠剤が処方され、やっと家族に平穏な夜がやってきました。

本人や家族は、うまく医師に伝えることが難しいので、看護師は医療者として連携を取る事で、治療が進んだり生活状態が改善されたりします。

誤嚥傾向が酷くなり、むせこむのが嫌で水分を取らなくなりました。脱水が進んでいるが…点滴も抜いてしまう危険があり、医療処置的なことはできません。ご家族も望まれてはいません。経口摂取ができなければそれも仕方がないという事になりました。

ゼリー状の補水液のサンプルを持参し、歯がない個所からゼリーを押し込んでみた所、気に入って飲んでくれるようになりました。半年以上風呂に入っておらず、清拭だけでなく風呂に入れてあげたかったのですが、残念なことに訪問入浴のスタッフを怒鳴って追い返してしまいました。

そこで考えたのは…7月で気温も高く、ビニールシートを敷いた上にペットシーツを敷きつめてやる方法です。やかんやペットボトルに大量のお湯を準備し、2人がかりでシャンプー、全身を石鹸で泡洗浄し、お湯で洗い流す方法で簡易入浴を行ないました。「あーぁー気持ちいい…」と満面の笑みで満足して頂けました。

誤嚥が更に酷くなり、吸引器持参し適宜吸引。

ご家族にはそろそろ心の準備や会わせたい方には声をかけて頂くよう伝えました。ターミナルケアに変更し、清潔の保持と安楽に過ごせるようにボディーワークも取り入れて、こころの満足が得られるようにケアを行なう。

それから3日後の夕方、オンコールがあり、駆けつけました。心肺停止を確認しドクターコール。

2時間後に死亡診断が行なわれました。

ご家族（妻と長女様）と一緒に全身清拭を行ない、エンゼルケア、エンゼルメイクを行ないました。子育ての話や旅行に出かけていた頃の話など、昔の思い出話をしながら体を拭いたりできて、ご家族も満足の看取りでした。

最期はエアーマットからご本人の布団に交換し、お気に入りの服を着せました。

安らかに眠られているようでした。（それまでは肌着と紙オムツのみですごされていたので見違えてしまった。）
聡明な妻で、構いすぎる事もなく、押しつけもせず、淡々と介護されていました。ナースが訪問するようになってからは、ご家族だけでうつうつと悩むこともなくなり、介護も少しは余裕ができました。ご本人の言動も第三者的に見る事ができて、笑顔が出るようになり、とても心強かったと喜ばれていました。

4　外泊で帰宅したがすでに危篤状態

〈都内ホスピスよりの依頼〉

48歳男性　胃がん末期　ホスピスのＳＭＷからは「ターミナル期ではあるが、ご本人の希望で自宅（生家）に戻る患者さんの訪問看護の依頼をしたい」ということでした。当初退院することで話が進められていて、訪問看護と在宅診療の手はずを整えていました。退院まぢかになり、話は急転直下で覆ってしまいました。自宅に戻るつもりが急変して戻れなくなった…という話はよくある話なのですが、今回は珍しい話に変わってしまいました。

それは主治医が外泊にこだわり「外泊扱いで生家に帰したい。調子が良ければ病院へは戻らずそのまま退院にしたい」との依頼。週末に帰すというのに…退院ではなく、外泊にしたいと話は変わってしまいました。

外泊に関しての厚労省の通達はありますが…現実的には難しい。「外泊では在宅診療と訪問看護はできない。」その旨を伝えると、主治医から「外泊中でも訪問看護はできるはず！」と高飛車に言われてしまいました。確かに外泊中の訪問看護も保険対応は認められていますが…通常の訪問と違い、報酬単位は極端に少ないのです。それは外泊中でも病院側は入院費が取れるからです。こちらの考えはターミナルで残された時間が少ないのであれば本人の希望をかなえたい気持ちは十分にあります。しかし『ターミナルの利用者というのに、それも週末に帰して、もし…急変されたら…誰が死亡診断するのか』…と不安がよぎります。

ポリシーとして、ご本人やご家族が望まれるのであれば、受けるしかない！と決断します。

当初の退院予定で話が進んでいた折に、事前に診療所へ在宅診療の手はずは整っていました。しかしホスピスの主治医は「外泊だから在宅診療は必要ない」と蹴りました。それでもこちらは不安がよぎるので診療所に「いよいよの時は連絡します。」「その時は在宅診療をお願いしたい」と診療情報のＦＡＸを転送しておきました。また念のため「先に入って頑張ります！危ないと思ったらその時はお願いします」と口頭でもお願いしておきました。

案の定、戻られた利用者様はすでに「自宅到着時には、【努力性の肩呼吸】でした。医療者であれば誰もが判る、死の呼吸の徴候でした。

やっと帰って来た安堵感が、本人にも妻にも感じられました。生まれたてのころから可愛がっていた犬も帰りを喜んでいます。ご両親も事態は理解されており「あなた達の好きにしてよいから…」特に嫁の意向をくんでおられました。

すでに、もって1～2日程度と判断しました。金曜日でもあり、土日を控えているため、医師を抑えておかなければなりません。診療所へ状況を報告し、お願いすることになりそうと伝えました。

翌日訪問すると、さらに状態は悪化しており、下顎呼吸の状況でした。今晩かも…と不安がよぎります。妻を呼びもう時間はないことを告げました。

「そんな…！こんなに早いとは聞いていない…！」大粒の涙が…。ホスピスに戻るかそれともこのまま最期までここで過ごしたいのかを問うたところ「やっと最初の希望通り帰って来たのだから…ここにいたい」主治医の剣幕に押され「外泊ではなく、退院で帰りたい」とは言えなかったであろう言葉が聞かれました。いつでも通じるからと言った主治医の言葉を信じ連絡を取るが、土曜日でもあり非番でつながらず。メッセージを残し1時間待ったが連絡は来ず。病棟に連絡し「本人もご家族も、病院に戻るつもりはない。」すぐに退院扱いにしてくれないと在宅診療は開始できない。死亡診断は誰がするのか？

そちらの主治医が来てくれるのか？　来てくれなければ警察沙汰になりかねない。その場合はどうするのか？　家族も本人も最期までこちらで過ごしここで死にたいと望んでいる。あやふやなこの状況ではこちらでは看とれない」ことを伝えました。

病棟から主治医に連絡を取ったが連絡が取れないとのこと。なんと無責任な…怒りがこみ上げました。

主治医からは診療所への情報提供は行なわれていませんでしたが、退院前の時点で往診の希望があり、すでに手配済みであることを伝えて。病棟判断で退院手続きが行なわれました。

合わせたい人にはすぐ連絡を取っていただくように伝え、その夜には、九州と北海道の兄弟が駆けつけてくれました。

夕方になりやっと退院手続きができたと知らせが入ります。夜遅くに在宅診療がスタート。もう時間の問題…と思われたが最期の力を振り絞り、家族そして夫婦の時間を大切に過ごされました。「私的には…まだ大丈夫！と確信がありました。翌日曜日も訪問しましたが、さらに呼吸状態は悪化し、努力性の今にも途切れそうな呼吸の状態でした。若い彼はやせ細った骨と皮の悪疫質の状態ではありましたが、最期の力を振り絞って愛する妻のために一秒一秒を大切に過ごされていました。「私はここにはいないけれども気持ちはいつもあなた達と一緒にいます。何か困ったことがあればいつでも呼んでください！」と告げた。

訪問中に診療所へバイタルと心身状態を報告しました。

診療所も時期が来ていることは百も承知で、そうたびたび訪問することを控えご夫婦の時間を大切にしていただくことを優先としました。

ベッド上であえぎ、呼吸で必死に頑張っている夫に、何かしてあげたい妻と一緒にホットタオルで身体を拭きました。出会った時の出来事や共に過ごした時間をそれとなく尋ね、お互いに思いをかみしめながら、出会ったころを振り返り、ほっとする時間を共有できました。

二人の涙が自然に流れ、悲しみの中でお互いに一緒に過ごした時間が走馬灯のように流れ、ひと時の幸せな時間が感じられました。

「ツインスワンですね」と伝えると妻は「そうですツインスワン！その通りです！ソウルメイトです。大学のゼミで出会って二人一緒にいる時間の方が長くなりました」と。

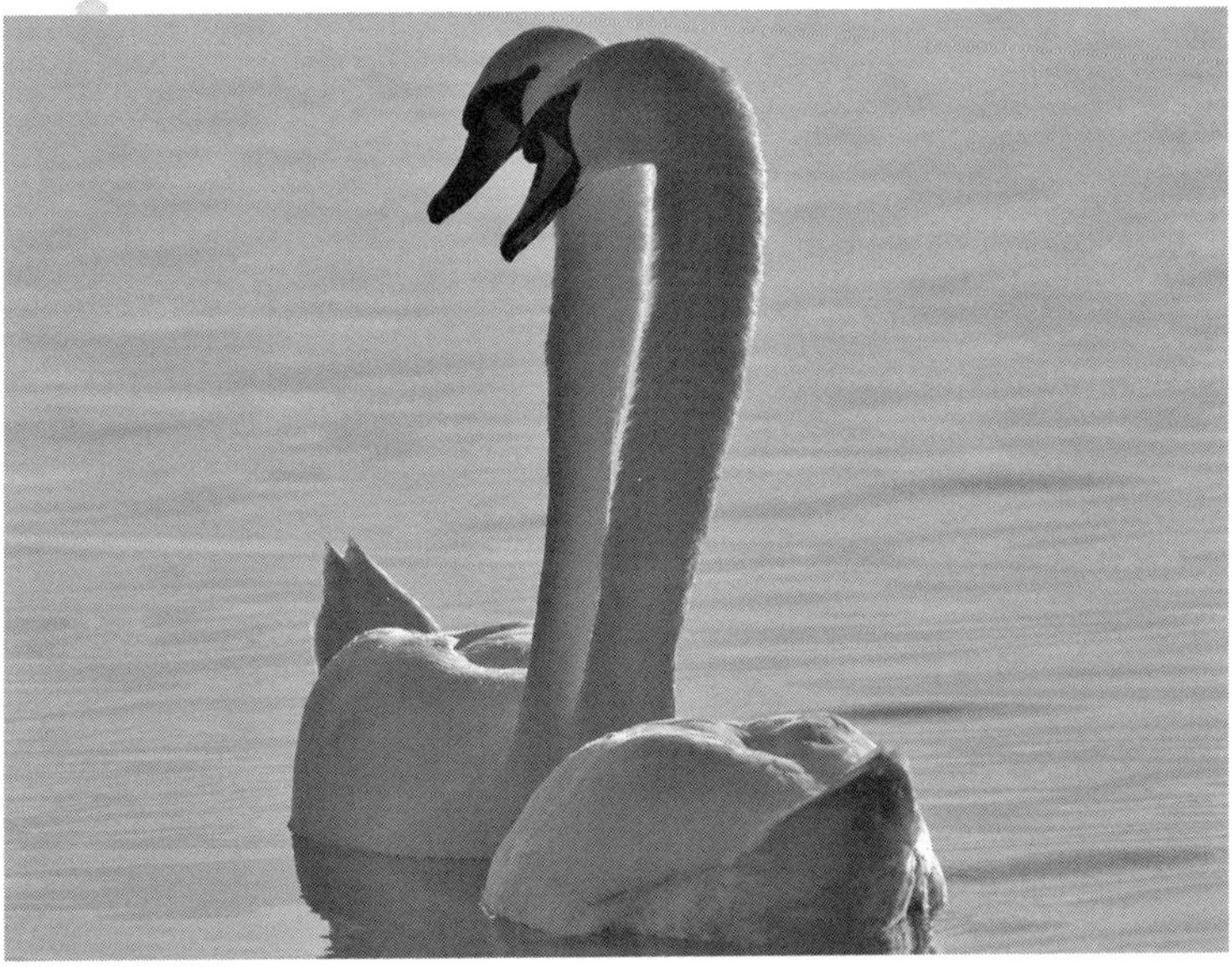

お子様がない夫婦はとても仲が良いのです。お互いに誰にも邪魔されることなくしっかり見つめ合って人生を過ごされているのです。

翌月曜日の朝…呼吸が止まった連絡を受け、診療所へ連絡しながら訪問しました。外泊でなく退院扱いになり、警察が介入なく死亡診断ができたことに感謝しました。生家へ戻られ、わずか4日間のあっという間の出来事でありましたが、彼が生きた年月の中で一番短く、しかし一番大切で一番ながい時間だったように思います。

診療所との日頃からの連携が取れていたからできた、奇跡の看取りだったと安堵しています。

主治医からの不思議な電話がありました。「誰が診療の手配をしたのか？」と。自分を正当化したいようで、一言のお礼もありませんでした。いくらホスピス勤務といえども、在宅診療や訪問看護の理解はされてないよう。医者としても一人の人間としても非常に残念な方でした。

5　セカンドオピニオンはお早めにすべし

切羽詰まった状態で包括支援センターからの依頼が来ました。昨年の秋から、がんセンターに通院し放射線治療や抗がん剤治療を行なっていました。すでに余命3ヶ月でステージⅢと診断されています。年末には主治医より介護保険の申請をするように勧められ申請されたそうです。

左胸に強い痛みがあり痛み止めの処方をされていました。食事は軟らかいものでとろみをつけるように指示されていました。うどんやミニあんぱんを少し食していましたが、翌日むせこみがひどくなり、食べられなくなり、行きつけの総合病院へ介護タクシーで受診しました。

診察室には何とか歩いて入りました。それを見た医者は「何だ、歩けているじゃあないか。」喉をうるおさないと発声ができないので、ペットボトルの水を飲もうとした途端、医師は「ここで飲むな！　吐いたらどうするんだ！」と大声でどなったそうです。

元々相性が良くないとは感じていたが…夫婦共にショックを受けました。点滴がされ、エンシュアリキッドを処方されて帰宅しました。

主治医から違う総合病院に受診するようにと紹介状が渡されました。主治医が変わるなら…と期待して受診しましたが、紹介先の医者には何の連絡も入っておらず、無茶な依頼で帰されてしまいました。訪問看護は主治医の指示書がないと訪問ができないので、ＭＳＷに連絡を取り指示書を郵送しました。

届くまでは処置などはできませんが、とりあえず相談に乗ることができました。５日ほどで指示書が出ました。12時間ごとの麻薬製剤が処方されていましたが、目前の辛い症状に気をとられてきちんと服用できていませんでした。

のどが詰まりそうで苦しいと連絡があり、吸引器持参で訪問。妻とご本人に吸引の手技を指導します。ご本人はしっかりされており、自身で吸引できることが確認できてほっとしました。

しばらくは横ばいで過ごせていました。入院ができて往診もしてくれる病院を紹介され、今日の朝には在宅診療がスタートするのを、看護師も楽しみに準備していました。

しかし早朝に「入院したい。苦しい！」と言っていると連絡が入りました。すぐに救急車を呼ぶように伝えて在宅診療予定の病院に救急搬送されました。

いったん落ち着き、検査の結果、気管と食道がつながっていて、とても危険な状態で急変の可能性があると説明されたそうです。状態は悪いが、苦しい原因を伝えられ、やっと明るい光が見えた気がしました。落ち着くところに行けて本人もほっとされ「大丈夫だから、いったん自宅に戻るように」と言われ、妻は帰宅しました。

その間吐血されそのまま帰らぬ人となってしまいました。

亡くなった後、ケアマネと訪問しました。やるせない数カ月の思いを傾聴します。

病院や医者の世界は紹介状（診療情報提供書）がないと、安易に医者を変えることができません。相性が悪かったり、信頼できないと思ったら、早めにセカンドオピニオンをする方が良いし、大病院でなく信頼できる地域の医者にかかっておくといろんな情報もいただけて安心です。

どう考えても普通の症状ではなかったので早めにサポートを行ないましたが二週間弱の関わりでした。こんな状態の人を抱え込んでおいて、最期は投げ出すなんて…医療者としては、とてもやるせなくて、許し難い事例だと思います。妻も、病院に対し医者に対し不信感を持っています。

「誰にも相談できずにいたが、関わってくれたこの2週間は、安心できた。」と話して下さったのが何よりもの救いです。

6 もう限界！　頑張りきれない！　楽になりたい！

41歳で大腸がん発症。診断された日もあっけらかんと「がん保険に入っていて良かった！」が、帰宅しての第一声だったと母が話してくれました。

直腸がんが穿孔してストマ（人工肛門）が作られ、抗がん剤も行なわれましたが、弱音一つ吐くことなく、自分で全てを乗り越えてこられました。

治療を受けながらも10年間、会社員として働いていましたが、治療に専念するために会社を退職されました。体力の衰えを感じて自転車を購入し、自宅周辺をサイクリングしていたそうです。

元々、頭が良い方でいくつも特許を取って、会社に貢献された方です。自分の病気を知るために医学書を購入して勉強もされていました。

状態が悪く誰もが無理だろうと思っていましたが、ゴールデンウイーク中に外出で一時帰宅されました。ご本人の強い希望で退院されることになり、急遽退院前カンファレンスが開かれました。医師からは、ご本人にも単刀直入に病状の説明がなされていました。

「〝残された時間は短い〟と主治医から聞いています。しかし今は往診など安心して過ごせる環境があるなら、家に帰りたいと思う。」

「時間がないことを考えると、なるべく早い時期に帰りたい」と希望され、退院前カンファレンスから2日後に退院となりました。

カンファレンスの時まで、ご両親はストマという物を見たことがありませんでした。

最初に造られたストマは6年後に再発性のイレウスを起こしましたが、腫瘍が取り除かれ温存できていました。それから5年後にストマ部分の狭窄があり、もう一つストマが作られて2個のストマになりました。両親は初めてストマを見られたときには、驚きで直視できないようでした。

肺にも転移し、胸水が貯まるようになっています。左右の胸にアスピレーションカテーテルが留置され、連日200～500cc程度の胸水が抜かれていました。呼吸苦があり、酸素も酸素飽和度と自覚症状に合わせて自分で調整されていました。痛みと苦しみが酷く、痛み止めの調整も日々行なわれていました。入院中も呼吸の苦しさや腰の痛みが酷くなるのではないかの不安から、昼夜問わずほとんどの時間を座位で過ごされています。そのためにお尻に褥瘡ができてその痛みもあります。全身状態が低下し全身はむくみ、がんの痛みで得手の体位しか取れず、摩擦やズレ、栄養不足等の要因から褥瘡は治りきれず。4～5メートルの歩行は可能ですが、ふらつきがあるため、見守りや介助が必要。便の始末は訪問看護で行ないますが、排尿はトイレに行かれるので家族も目が離せません。

今までどんなに体調が悪い時でも、自身でパウチ交換などもされていたので、この現状を知って驚かれていました。「こんなに辛いのに全部自分でしていたなんて、大変だっただろうに…」「何も話してくれなかった」と涙ぐまれていました。

処置が多く、ご本人に傾聴しながら行なうと、優に2時間はかかります。がんの末期という事で厚労省が認めている16疾病に入るので、医療保険による訪問看護ということになります。

高齢の両親では処置は難しいし、薬の管理もあやふやで、全てお膳立てをしていてもその都度指導が必要な状況。なるべく処置やケアはサービス側が担当し、精神的な援助をご家族にお願いします。

定時薬と頓服薬のセット。変更が多いため翌日分までをセットし、家族に準備して飲ませていただく。解らなければ、オンコールするように伝えます。

横にはならず24時間座位で過ごされます。いろんな福祉用具を提案し、試していただくが、お気に召す物がありません。唯一抗がん剤の点滴の時に使用した椅子が希望に近かったようです。

それでも居心地が悪くなると、ソファーに移動したり、サイドテーブルにうつぶせになったりされるが、身の置きどころがなく辛い。首の前屈が酷く顔はいつも床を見ています。話もポツリポツリで聞き取りにくい。意識はクリアですが、傾眠傾向でフッと眠ってしまいます。しかし声掛けには容易に開眼されます。たまにトイレに行く以外は座って過ごされるので、両下肢はパンパンで皮膚が裂けてポタポタと浸出液が出ています。むくみのケアを行い、専用のデルマエイドを当てるが、それでも半日でグッショリ漏れてくるので、上からさらに紙おむつを当てて吸収させます。

両側の肺のカテーテルから胸水を抜くと、いくらかでも楽になるのでその処置。ストマのパウチ（人工肛門に張り付けてある粘着性の強い袋）交換は便の様子で適宜交換。調子が良いと、父の家庭菜園で穫れた、トマトや薬物野菜を召し上がります。

退院翌日から、病院の先生に今の状態でリハビリして良いかを聞いてほしい、許可が出たらそれを覚えて普段やってほしい、とリハビリの希望がありました。

状態は一進一退で在宅酸素はしていますが呼吸苦と痛みで眠れない事も多々ありました。家族も疲労の色が見えてきました。

退院5日後、亡くなる前のにおいがしてきました。痛みもひどくなっており、本人、家族へも時間がないことを伝えました。「病院へ行くか?·それともこのまま自宅で過ごすか?·病院に行くなら今がチャンス。」と伝えます。しかし、ご本人はキッパリ「病院の選択肢はない！」と。

その後覚悟を決められ、姉に物の場所や両親のことなど、自分亡き後のことを、お願いされているようでした。

「死ぬ時は苦しくないのか？」との問いに、お薬が効いて眠りながら逝けることを伝えると、ほっとして頷かれました。

その夜は安心されたのか23時のレスキューを飲んだ後は朝の7時まで眠れたそうです。

翌朝無呼吸出現、ややパニックもあり呼吸荒く家族から慌ててオンコール。苦しいと言っていると聞き大急ぎで駆けつけます。パニックで過呼吸になっており、呼吸に合わせて声をかけ、胸郭を押さえて吐く呼吸で落ち着かれました。

そんなこともあり、主治医に相談し眠剤が変更になり、暫く穏やかな夜がやってきました。あの匂いもいつしか消えて、復活されています。しかし状態は徐々に低下傾向で退院10日後、ベースの麻薬製剤も増量となり、家族、本人の希望で1日に2回の訪問となりました。呼吸苦があり、胸水の抜水や下肢の浸出液のケア、ストマのパウチ交換、清拭や更衣、時には足浴等も行なう。髪が伸びてピンで止めていたので、極短時間で簡単に散髪すると41歳の若者に変身。普通であれば訪問入浴を勧めるところですが、座位でしか過ごせないので利用できず。看護師2人介助でシャワー浴や洗髪を行ないサッパリされました。

2週間経過した頃から、胸水が減りましたが呼吸の苦しさは変わりません。水分摂取量が少なっていると考えられるので、胸水は無理やり抜かなくても良いと指示が出ました。しかし、本人は何とか引けないかと希望されるので、少なくても注射器で抜きます。

無呼吸も頻回で長くなってきました。苦しくて目が覚めます。その苦しさが恐怖になり、家族の姿が見えないと不安でレスキューも増えています。

退院20日目、バイタル的には大きな変化ありませんが、脈拍は確実に弱くなっています。

『昨夜は21時の薬を飲んだ後、朝の6時までグッスリと眠れた。』『朝目が覚めたら仰向けに眠れていた。』

『今日はとても調子が良くて、もうすっかり良くなったような気がした。』『しかし…時間が経つと…また、辛くなってきた。』

『いろいろ考えてやってもらっている時は、楽になったと思えるが…すぐダメになる！』

「どうしたらいいの？　何か私にできることがあるかしら？」と問うと、うつむいてポタポタと大粒の涙を落としながら、

〝もう限界〟〝頑張りきれない〟〝楽になりたい〟　誰も聞いてくれない！　誰もわかってくれない！

『そう…頑張って来たよね。我慢できない程…辛いんだよね…』頷かれた。

先生に相談して良い方法を考えて頂きましょうと提案する。

自分で医者に伝えられるかを問うと、うまく言えないから伝えてほしいと言われた。

往診に立ち会いました。医師はじっくりと話を聞いてくれ、30分ほど話し合っていました。深く眠れて苦しくないようにしようという事になりました。本人が望むなら…両親は納得されましたが、涙ぐまれています。姉は理解されテキパキと動いて下さいました。

夕方からモルヒネが増量となり坐薬も定期的に入れて深く眠れるようになるはずでしたが、なかなか効いてきません。

眠剤は予定に入っていませんでしたが、こんな状況だと眠剤が効果的ではないかと主治医に連絡し、飲ませることになりました。首が前屈しており、飲ませるのが難しい。微温湯に溶いてカテーテルチップ（大

きい注射器のような物）で喉の奥に流し込むと飲めることが分かりました。麻薬も併用し、その後眠ってくれましたが、2時間後には目覚めてしまいました。

ストマから座薬を入れても血流不良で効果が薄いのではないかと、倍の量を使用してみることになりました。しかし短時間で目覚めてしまいます。短時間の眠りでも、痛みはない様子で、いくらか身体は楽そうに思えます。

翌日、医師と家族は話し合われ、在宅でのコントロールは難しいので、入院を選択する事になりました。一番深い眠りに入ったころを見計らって、救急車を呼び病院へ搬送されました。

本人は在宅を希望されたが、家族のことを考えると、病院に行かれてよかった。と思うことにしました。

後で聞いたところによると、病院に着きスッキリ目覚めて、コーラが飲みたいとごくごくと1本飲んでしまったそうです。その後注射の処置がされ眠りに落ちて、翌々日の14時頃に旅立たれたと伺いました。

亡くなられた後、安置されている葬儀屋さんに会いに行きました。

訪問の時は、下から覗き込んで、お顔を見ながら話しをしていましたが、予想よりもはるかに若い顔で、まっすぐにあお向けに寝ておられました。

ご家族もここ数年見たことがないとても良い顔だった。と明るくお話しくださった。

大変でしたが、自宅で過ごせてよかった、と。

あの22日間が、走馬灯のように浮かんできました。安堵され、穏やかに笑っているお顔を拝見したとたんに〝あの選択は間違いではなかった〟と思うことができました。

亡くなるとき、私は神社に参拝に行っていましたが、イメージの中に彼が幽体離脱される姿が浮かんで

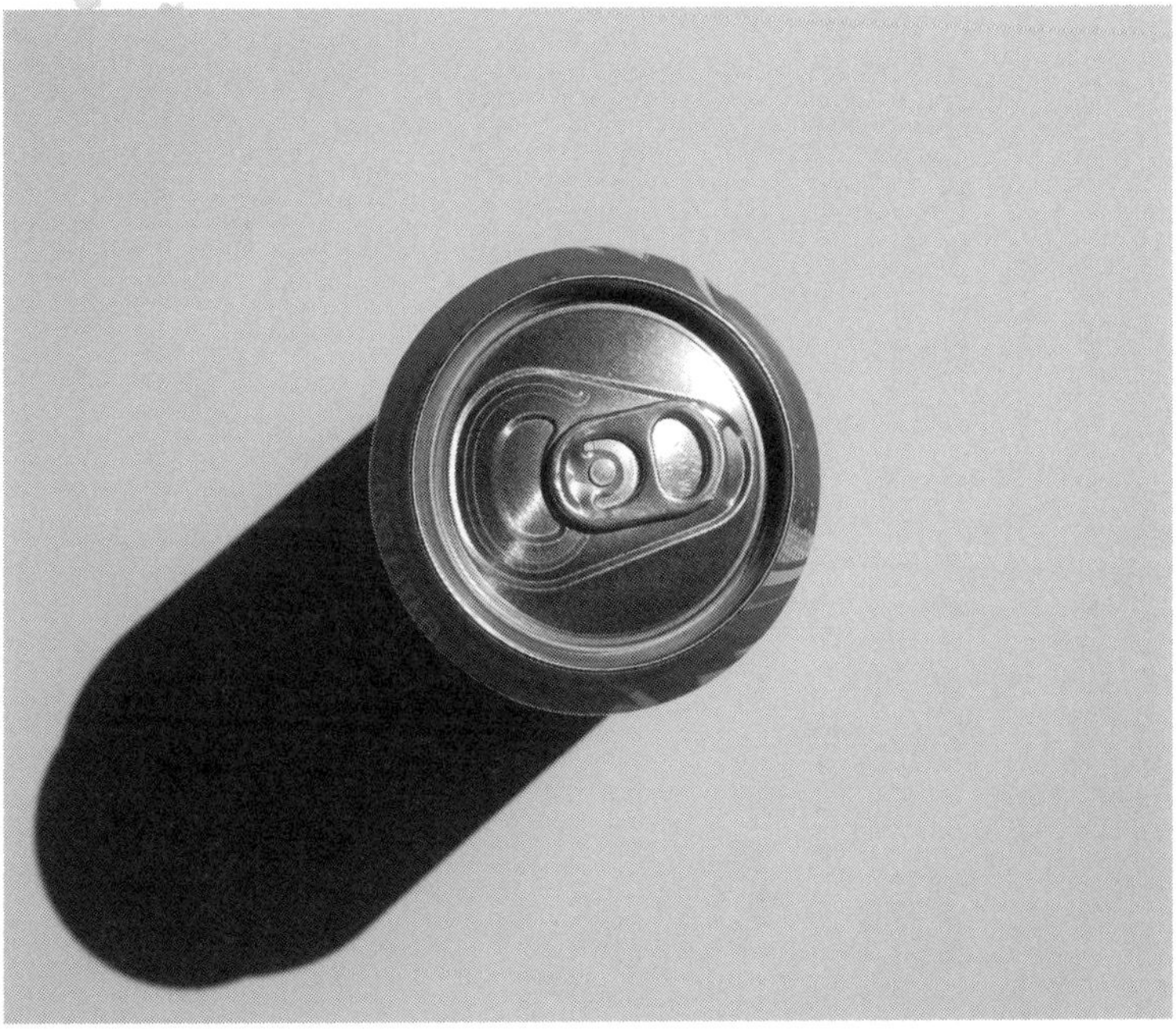

きました。その後、背中を針でチクチク刺されるような痛みがありました。なんだろうと問うと、天が呼んでいるのだと。

それ以降のサインは、自宅看取りではない人も、旅立たれるときは背中のチクチクが教えてくれるようになりました。

自宅に戻れ、家族と過ごせた時間があったからこそ、精一杯生きされたのですね。

お疲れ様でした。

7 食べなければ逝けると思ったのに…

大正生まれの94歳で認知症なくしっかりされています。半年前に愛する妻を亡くされ、そのショックからか数ヵ月後からは歩くことも難しくなられました。

趣味の囲碁にも一人では通えなくなり、娘様が送迎をして囲碁を続けられていました。しかし年が明け立春のころから、食事はもとより、水も飲まなくなり「このままで良いんだ」とベッドに寝たきりとなってしまいました。

しかし一週間過ぎたころから、娘様達の熱心な勧めがあり、大好きだったヤクルトをほんの少し口にされ、それが弾みとなり、処方されたエンシュアリキットも少しずつ飲まれるようになり、気力が出てきたようなので、介護保険を利用して介護を手伝ってもらいたいと連絡が入りました。

さっそくケアマネージャーはご自宅を訪問し、ご本人の意向やご家族の意向を聞き取り、それに沿ってのケアプランが作成されました。

長年懇意にされてきた診療所の医師が往診されており『延命治療は行わず、本人の意思を尊重し苦痛を取り除いて穏やかに過ごさせたい』ということでした。

昨年までは元気にご夫婦二人で穏やかに生活されていました。庭の手入れをしている妻は夕方になり暗くなってきたのに家の中には姿が見当たらず、庭に出てみると倒れていて、すでに心肺停止の状態だったといいます。

突然の事で生きる気力が一気に失せてしまい歩けなくなり、自分も後を追うつもりで「食べないでいるとお迎えが来るかと思ったが…来ない」「それなら穏やかに枯れて行くようにしようと思う」とポツリポツリと話されました。

慢性閉塞性肺疾患があり、呼吸が苦しくて入院させてほしいと病院に行ったが希望はかないませんでした。その後は自宅で在宅酸素を使用し、意識はクリアで死ぬのを待っている状態でした。

訪問当初は自力で痰も出せず、吸引器で吸引を行なっていました。ヘルパーからの連絡で緊急訪問等も行なっていましたが、体力が多少ついて来たころからは、自分で痰が出せるようになりました。

いきむ力もなく自力では排便できず、摘便を行なうが粘土状の便で出しづらい。浣腸を行ない、その後は少しずつ出るようになって、ご本人は「すっきりした」と喜ばれました。

元々便秘がひどく下剤を沢山飲まれていましたが、エンシュアリキッドは便が柔らかくなりやすいので下剤の調整が必要となります。軟便が続くと便汁で皮膚が荒れてしまい、床ずれができやすくなるので、要注意です。

ヤクルトやエンシュアリキッドその他合わせて、水分量は1日約600cc位で、摂取カロリーは400cal位、尿は1日3回。便は2～3日に1回程度。

寝たきりで、いろんなサービスは拒否があり、介護保険でのサービスは、介護用ベッドと訪問のヘルパー、訪問看護です。在宅酸素と往診は医療保険になります。

ヘルパーと連携し清拭や陰部洗浄、着替え、シーツ交換、ベッド上でのシャンプー等を行ないました。シャンプーやひげそりはかなり気持ちよかったようで「頭は全部痒いから気持ちいいよね」とお言葉がありました。

娘様2人は交代で仕事や家事の合間に来て下さいますが、基本的には独居なので介護保険を駆使して過ごされています。

ご本人も覚悟されているし、ご家族も覚悟されており、ヘルパーは1日2～3回、看護師は週に1回ですがオンコールがあると不定期訪問が追加になります。

無口な方ですが、気持ちが良いことには声を上げて喜んで下さいます。

老人は皮膚の乾燥がひどく、服を脱がせる時には乾燥した落屑が舞い上がります。乾燥すると痒みも出るし褥そうができやすくなるので、全身の保湿をしっかり行なうことが必要になります。

訪問開始より一月半頃から、便がダラダラと出始めました。肛門が開き始めたらしい。亡くなる前には身体自身の浄化作用で排せつ物が出てくることが多いのです。

水分の摂取量が少ないと痰も出なくなります。そろそろと覚悟していると、翌日の夕方医師より緊急コールがあり、ご家族と看取りを行ないました。

やっと念願かなって奥様のところに行かれるので、娘様の配慮で、奥様が好きだったという服を着せます。まだまだ沢山してあげたいことがありましたが、きっぱりと意思表示がされており、過剰なサービスはなく旅立たれました。

看護師は死に直面する経験を積んでいますが、ご家族もヘルパーも経験はほとんどないので、時期に関しては、時折伝えておく必要があります。独居の場合は特に『訪問したら…亡くなっていた』なんてこともあるわけで、トラウマになりかねないので配慮する必要があります。天国で奥様と再会されたことでしょう。

8　天国は混んでいるから…地獄にすれば……

本人「天国への電話がつながらない…」、妻「混んでいるから…空いている地獄にしたら…」。

71歳で胸髄海綿状の血管腫を大学病院で手術をし、その後下半身対麻痺改善のために、リハビリテーション目的で転院されました。

「リハビリをしてまた歩けるようになりたい」と話されました。手術までの経過や手術後の経過も、下肢の運動障害も受け止められず、うつうつと過ごされていた、とサマリーからの情報です。

傾聴を重ね多くのリハビリスタッフが、8か月間しっかりリハビリに関わってくれました。切に望まれていた歩行はできませんが、一人でできる動作が増えてきました。当所3人介助での車いす移乗でしたが、座位の安定性が高まり、トランスファーボードを使っての1人介助での移乗ができるまでに回復されました。

下半身麻痺のために排尿障害があり自力では出せません。そのために膀胱カテーテルが留置されていましたが、日中は自己導尿（出したい時に自分でチューブを入れて尿を出し、その後チューブは抜いておく）ができるようになり、夜間はナイトバルン（夜間だけチューブを留置し尿のバックを繋げておく）の自己管理ができるようになり、排便障害も坐薬や浣腸、摘便で排泄できるようになられました。

ご自宅に戻ることになり、退院前のカンファレンスでは、医師やリハビリスタッフ（理学療法士、作業療法士など）、看護師から、退院後の生活や処置について話し合いました。

退院前日までには。必要な福祉用具の搬入、夜間使用する呼吸器もセットされ、準備万端整っての退院です。

訪問看護は排便のコントロールと膀胱のカテーテルの管理。全身状態の観察や皮膚トラブルの予防。糖尿病があり、血糖値の管理や食事のアドバイスなども重要です。

「病気や経過がなかなか受け入れられなくて医者とも口論になり、リハビリが遅くなってしまった」「しかし今は意欲的に頑張れるようになった。」

手術から10ヶ月間、障害を受け入れようとしても受け入れられずに、葛藤を抱えて、やるせない日々を過ごされた話を伺いました。

生活リハビリでは、筋力アップ及び関節可動域訓練、血液循環を促す循環療法、を継続していました。ひと月が経過し、足の挙上や膝の屈伸を行なうと左下肢から腹部にかけて「ピシッ」とした感覚が出てきました。足首近くまで感じる時もあります。リハビリ病院ではその内に「足の感覚が出てくると言われていたけども、今までは感じなかったんだよなぁ。」

しかし今はそれが感じられ「感覚が戻って来ている」と喜ばれる。

右足の足首の屈伸運動がゆっくり行なえるようになり、母趾の屈伸もかろうじてできるようになりました。ご本人もリハビリ効果を実感されています。理学療法士はそれには満足せず、今後は移乗動作で右足が使えるようになるまで筋力をつける必要があるとご本人の意欲を奮起させます。

その後筋力はなかなかつきませんが、右下肢の筋収縮が出てきました。

右下肢に筋肉が付き筋力もアップしてきたので、一人で立つ可能性があるので要注意！と警告を受ける。

リハビリ開始より3月で左足の感覚も出てきました。神経がピリピリする感覚も頻繁に起こってきました。冬になり寒さからか両下肢の緊張が強くなっていましたが、春になり寛解します。ピクピクがゾワゾワになり腹筋も付きお尻上げができるようになりました。表面ではなく筋肉の奥の方がモゾモゾするが掻けないとニヤリと笑われた。

何かが流れるような感覚があり、「足が動いた～！」と突然叫ばれました。

横や縦の移動はできないが、左右へ足を傾ける動作はできるようになりました。

上半身のリハビリも行ない、ダンベル体操や腹筋運動などの自主トレも積極的に行なえています。痙性（脊髄損傷の方にみられる、不随意運動で、自分の意志と関係なく勝手に動くことがあります）が酷くなった時期があり、横になっていただいて、背中のオイルマッサージ（ケーシー療法でピーナッツオイルとオリーブオイルを半々に混ぜて、背骨の両脇を手の平にオイルを付けて、ゆっくりクルクルと旋回しながら往復し仙骨から首まで5分ほど行なうと、オステオパシーと同じような効果があります）をやってみました。1回の施術でピタリと止まったので、その後も時々行ない痙性予防をしていました。

順調にリハビリ効果も出ていますが…やはりうつうつとされる時もあり「早く死にたいが申し込みしていても声がかからない。」「いつでも迎えが入れるように窓を少し開けているのに来てくれない」ジョーク交じりに話される。しかしいくつまで生きたいかと問うと「80歳までは生きたい」(まだ、8年はあるが…)。

パソコンをいじったり、デイでの作品の続きを行なったりされていました。そのうちに手先が器用な方なので物づくりが趣味になり、ベッド回りには作品が多く飾られるようになりました。

上半身のリハビリ効果で、妻を呼ばなくても一人で過ごせる時間も増え、妻の介護負担が軽くなりました。

夜間は無呼吸症候群があり、人工呼吸器を使用されています。

療養生活が長くなってくると、鬱々としたりハイになったり日々変化があります。

「天国の予約状況を確認するために電話しているが、通じない。」

本人が言っている傍から、妻が口をはさむ「天国に行こうと思うから、混んでいてかからないのよ…地獄なら空いていてすぐだからさ…地獄にしたら」と。

なかなかできる会話ではないが、日々隠し事せずに話ができているからこそできる会話なのだと思いました。これはこれで素敵な夫婦の会話です。

体重が増えてはダイエットに挑戦し、一時期は下がるのですが、また徐々に増加します。

糖尿病もあり気を付けてはいるが…。家族は〝他には大して楽しみもないのだから〟厳しく制限はできないのが現状です。どこの家でもつい甘くなってしまうようで、ヘモグロビンＡＩＣの数値が高くなって重い腰をあげて、食事をセーブされるようです。

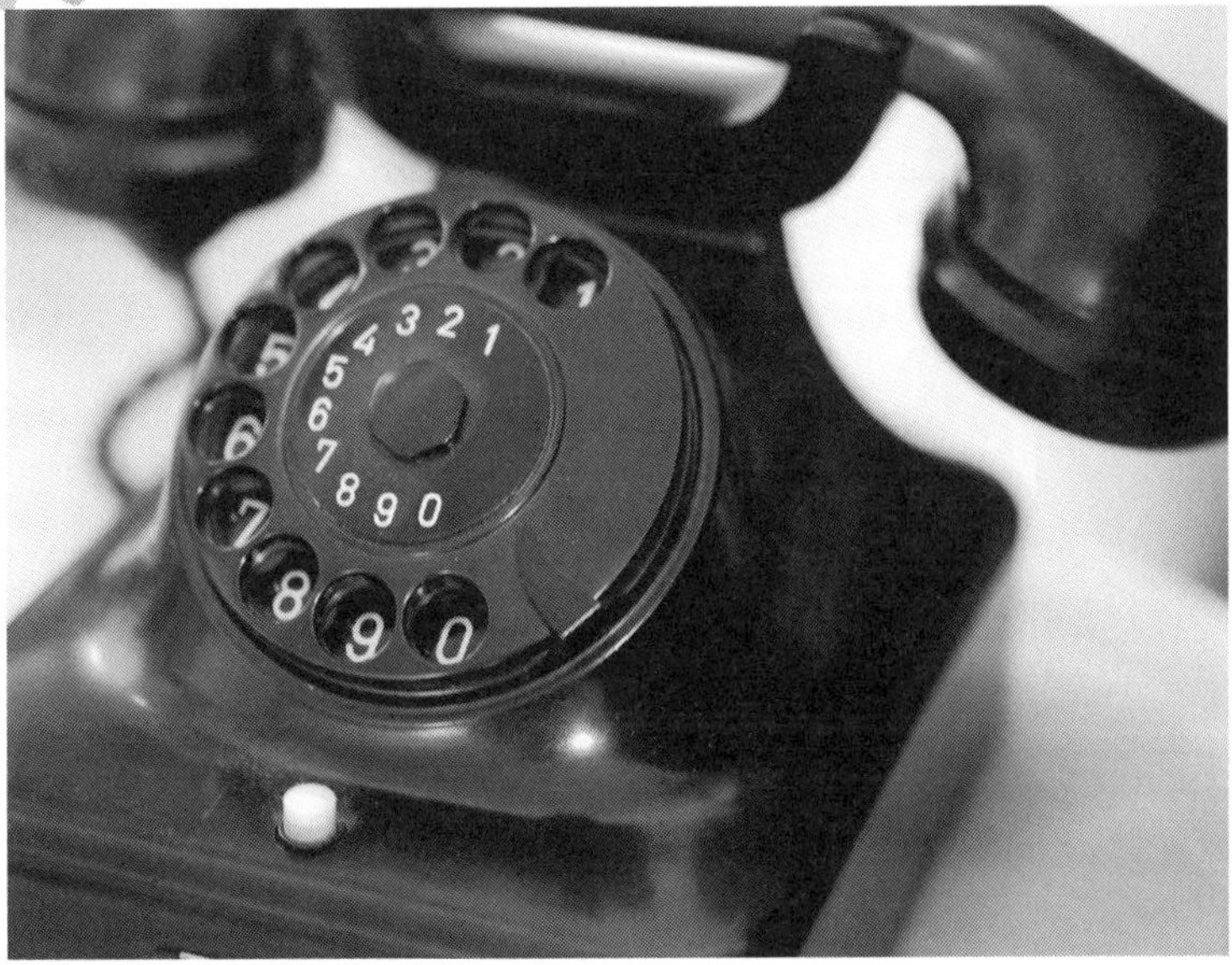
1
2
3
4
5
6
7
8
9
0

自力での車いす移乗もできそうな時期はあったのですが、とうとうできずじまいになってしまいました。投げやりな時期になり、担当看護師が電動の車いすを提案しました。そうすれば外出が可能でできる事が増えるし、気分転換にもなります。

電動の車いすになり、デイケアに行く時は利用されますが、家族は「外出には付き添えない」と。できる事からやってみようと、電動車椅子でバスに乗っての外出です。念願の１００円ショップで工作用の品々を買い求められました。

次は自宅近辺の散歩コースにチャレンジ。ちょうど良い遊歩道があり行ってみたら、途中車いすでは段差がありすぎるとか、狭すぎる個所があったりしたので、区の担当者に連絡して改善して頂きました。風景が良いところで休憩を取ります。傾聴しつつ、車いす上でリハビリを行ないます。

最初は拒否気味だった車いすリハを、楽しみにしてくれるようになりました。

準備して訪問を待ってくれるようになり、屋外では季節や風を感じる発言も増えて、気分転換にもつながり、少しずつ笑顔が戻ってきました。帰宅時、妻に優しい言葉を冗談交じりに伝えると、妻も笑顔でのしるなど、良い雰囲気が醸し出されています。

介護保険のサービスはいろいろありますが、使い勝手は本人や家族にしたら、いまいちだろうと思われます。

24時間介護保険のサービスが受けられるところは「特養（特別養護老人ホーム）」で原則要介護3以上の方が入所できます。

老健（介護老人保健施設）」65歳以上で要介護1以上、３ヶ月後には在宅復帰が前提となります。介護

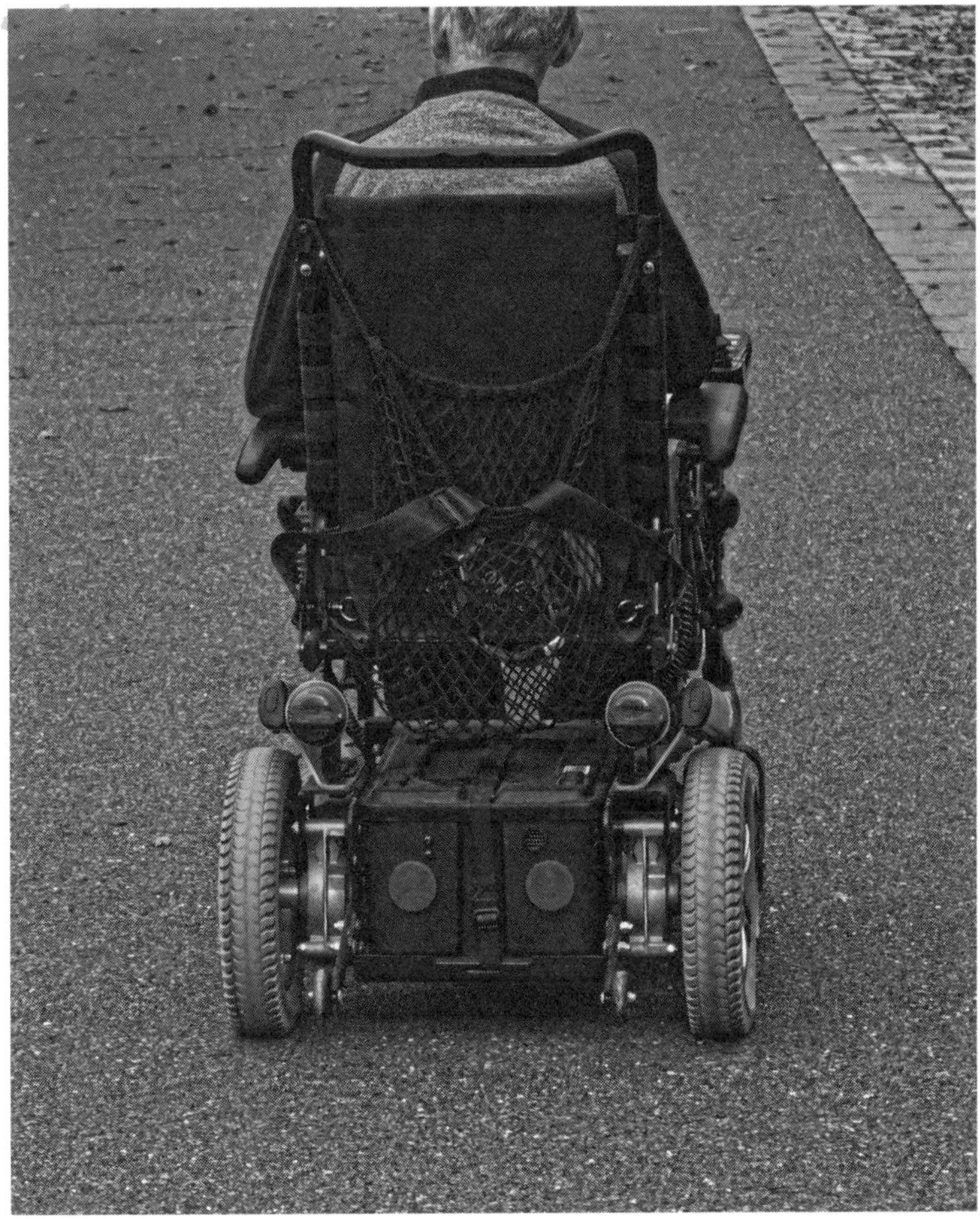

保険で賄えない物は自費が掛りますが〝面〟のサービスで、常に誰かがいて呼べば来てくれて安心できるところです。

認知症の人が入れる「グループホーム」というのもあります。

介護申請されていて、なにがしかの介護認定があれば、介護度は問われません。

我々の在宅サービスは〝点〟のサービスです。デイ（通所）は短い線のサービスです。

いくらサービスが使えると言っても、介護保険では限りがあるし、マンパワーにも限りがあります。

在宅サービスは、24時間中のごくわずかな時間の関わりです。その他の時間は家族の関わりになりますので、家族が元気でいる事がとても大切になってきます。

介護が長くなると、解っていても笑顔もなくなり、返事もしたくない、顔も見たくない…　そんな時もあります。

介護はご本人だけが対象ではないのです。常に介護者にも気を配っていないといけません。

介護者がいないと在宅生活は成り立たなくなるからです。悲惨な事態に発展する事もあるので要注意です。デイやショートステイはご本人よりも家族のために必要と言っても過言ではありません。

妻の介護疲労もピークになり、やや長めのレスパイト入院が検討されました。医療処置が多いため施設での受け入れは難しいのです。療養型の病院でのレスパイトが受け入れOKという事になり、妻は見学に行かれ検討されたのですが、ご夫婦の希望に合わず中止となりました。

車いす外出リハの帰りに、妻への思いやりや感謝を言葉で表してはどうか、1日1言ほめてはどうかと担当看護師が提案しました。

以前に比べて多少は、笑顔が増えたように感じていました。ご夫婦お二人のお互いの気持ちが、通じ合ってきたようにも感じられていました。

前日はいつものパターンで過ごされ、夕食もしっかり召し上がりました。妻は早く休まれましたが、ご本人はいつも通りに、ゲームやTVを見て過ごされていました。

妻は、朝食の声をかけましたが、反応がないので連絡してきたのでした。

在宅診療の主治医に連絡を入れて、自宅に向かいました。呼吸器はついたままで、眠っているようでしたが、心臓も呼吸も止まっていました。

主治医が駆け付け、死亡診断が行なわれました。長男様も駆けつけ「おやじらしい逝き方だよ。」と。丸4年間介護されたご家族が生きざまをほめてくれました。

元々、心疾患を持っておられたので、天国からお呼びがかかって迷わずに、旅立たれたのでしょう。にっこり笑ったまま天国のゴールまで一気に駆け抜けられたのでしょう。

お悔みに伺いましたが、一に母、二に母　三四がなくて五に兄弟…。

ご家族思いで、一番大好きな母親が迎えに来てくれて、満面の笑顔で旅立ったのでしょうと、妻は、カラカラと笑いながら話してくれました。介護しきったお顔には後光が差していました。

皆さまご安心ください。窓は開いていなくてもお迎えは来てくれるようです。

亡くなる前の夫婦の会話は、亡くなる事を予期されていたような気がしてなりません。

猫一匹と同居中。何かと手伝ってくれる仕事仲間（若い衆と呼んでいた）が近隣に住んでいて、生活には困っていないらしい。

屋敷の周りには、里山にあるような、実がなる木々がたくさんあり、珍しい八重のドクダミの花も咲いていました。

今時珍しいものが庭にはたくさんありますね。「ああ…それはダルマ市で、あいつが買ってきたものなんだ」1月28日は関東最後の納めダルマ市があり、周辺の方々が早朝からやってきます。毎年同じところに同じ屋台や店が並びます。植木屋さんもいつものところにやってきます。

ご自宅の建物は古いがリビィングは広々としており、クイーンサイズのベッドが窓際にあります。30年前に植えられた木々や草花を見て過ごすのが至福の時らしい。

ケアマネージャーからの当初の依頼は体調管理と入浴介助のはずでしたが、ご家族様から「早く訪問に来てほしい」と連絡が入りました。

事態が変わり、それどころではなくなっているらしい。

訪問看護指示書の手配はとっくにしてあるのですがなかなか届きません。

依頼から10日過ぎてやっと指示書が届きました。（当局の指導により指示書がないと訪問看護の提供できないのです。）

訪問看護初日、窓際のベッドで休まれている彼にご挨拶しました。苦虫をかみつぶしたような苦悶表情

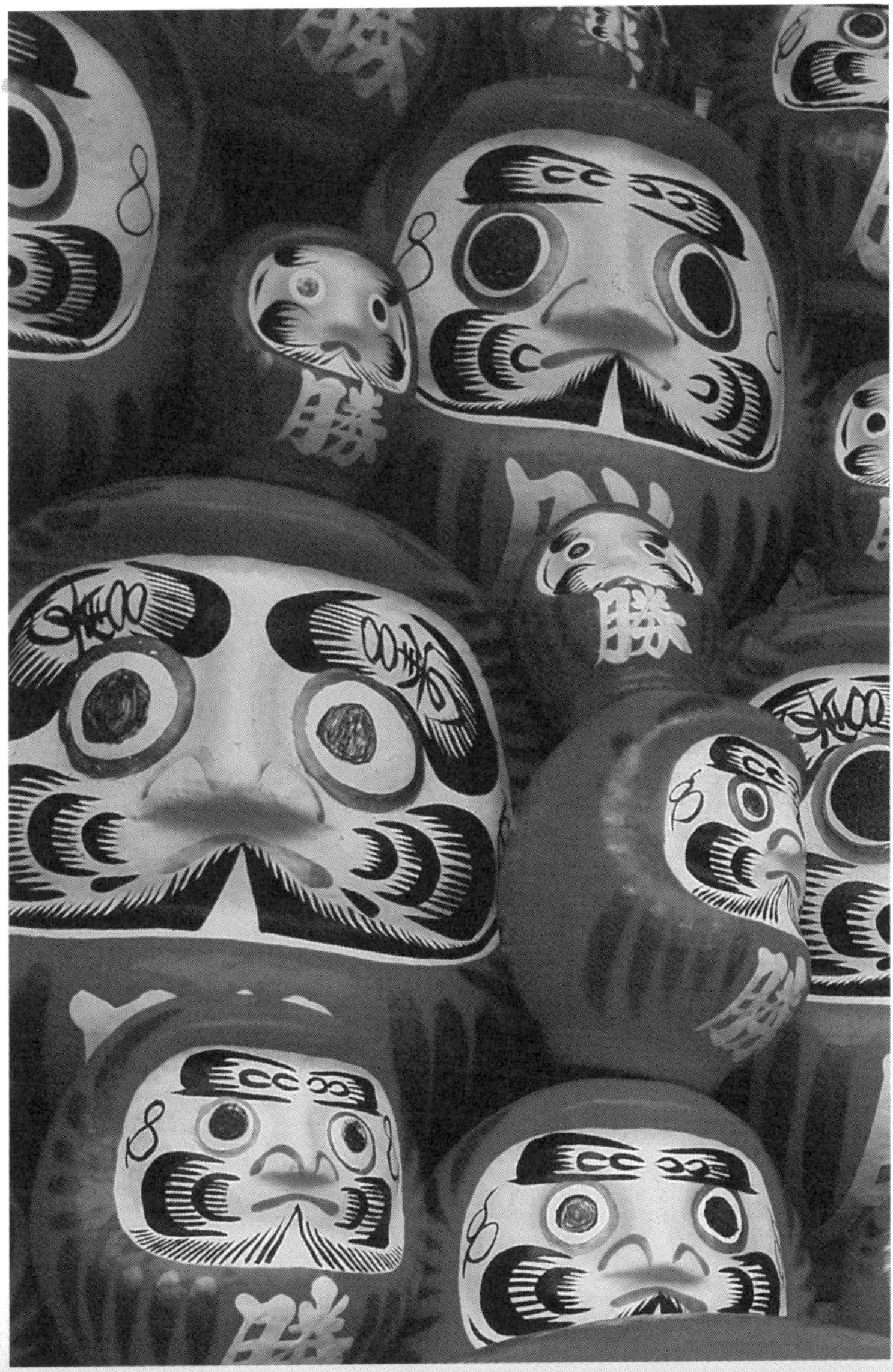
勝

で、眉間に大きなシワがあります。がんの痛みがひどく、身の置き所もない様子なのですが、ジョーク交じりに返事されました。しかし「痛いや辛い」は一言も口には出されません。

原発（最初にできたがんのこと）は煙草の吸いすぎが要因だと思われる上咽頭がん。すでにリンパ節に転移し、骨にも転移しています。腰椎にも転移し圧迫骨折しているらしく、下半身は動きません。

このままの状態や状況では、在宅療養はかなり難しいと思いましたが。まずは今できることを、同行ナースと手分けして行ないました。

麻薬製剤を含めて数種類の痛み止めが出されていますが、それではすでに効かなくなっているらしい。早急に痛みのコントロールが必要と判断します。家族は比較的近隣に住んでいますが、仕事があり時間ごとに薬を飲ませるのは難しいので、訪問のヘルパーに1日に4回来てもらうことになりました。

朝食と昼食は軽食。夕食は宅配の弁当を召し上がることになりました。ヘルパーは食事のセットと薬を確実に飲ませること。痛みがひどいときにはレスキューの薬を飲ませて頂きます。

介護のキーパーソンがいない場合は、援助者が多くなるほど、情報の共有が難しく、状況が把握しづらくなる。そのために、誰が訪問しても食事や水分の摂取量、排便や排尿、痛みの度合い、レスキューの内服記録などを、訪問者全員が把握できるように、連絡ノートに記入し、情報の共有を図ります。

ナースは全身状態を観察しつつ、全身清拭しながら床ずれなどの皮膚トラブルを確認します。初回の訪問で、すでにお尻には軽度の床ずれができていました。

訪問看護開始3日目、薬をセットし指示通りに内服しても、痛みはコントロールできません。

ご本人に、今ある薬では痛みのコントロールができないので、入院して病院で、痛みをコントロールしてもらったらどうかと勧めました。しかし「入院はしたくない」「痛みを我慢しても家にいたい」と頑として聞き入れません。

入院したくないのであれば、往診の医者が早急に必要となります。

受けてくれる医師がいるかどうかは解らないが、…。往診について話をすると、「ここにいられるのであれば、そうしてもらいたい」と快諾されました。

在宅だとできる検査も限られるので、ポータブルの医療機器を使いこなしている医師が来てくれたら最高なのですが…。

その場で、心当たりの在宅専門の医師に、無理を承知で頼み込み、了解を得ることができました。

在宅医療を開始するには、現在の主治医からの紹介状（診療情報提供書）が必要となります。今までの経過や検査結果などの詳しい情報がないと主治医のチェンジはできないし、受けてはくれません。

病院外来に連絡し事情を説明して、今までの主治医の了解が得られました。

急を要するため、今晩もしくは明日の朝一番で、紹介状ができ上がり次第、在宅医にＦＡＸで送っていただく旨取り付けます。原本はお嫁様に病院外来に取りに行ってもらえることになりました。

その日の夜から尿が出ません。膀胱に尿はたまっているが自力では出せません。神経の障害による尿閉のようです。看護側では処置ができず、往診医待ちとなります。

翌日、お願いした在宅医から連絡が入りました。『診療情報のＦＡＸが届いた。夕方には診察に行けそう』と聞きホッとしました。今日は休診日だというのに来てくれるといいます、頼んでよかった…と安堵。

尿閉になっていることを伝え、膀胱のカテーテルも持参して頂くようお願いしました。

訪問看護開始4日目、診察には長男のお嫁様と我々看護師も立ち会いました。医師は情景を見てすべてを察知されました。

膀胱カテーテルが入れられ尿は一気に1200cc流出し、そのまま留置することになった。

医師からシビアな話が伝えられました。

独居で介護のキーパーソンが不在で…。下半身マヒで…。食事も十分とれているし…。

ターミナルといってもまだまだ先の話だし…。（緩和ケア病棟では1月が限度で長期には受け入れてくれない）半年間もここで暮らすのは、独居では難しいのではないか？

何より褥瘡ができる！

今までこんな人もいたが、いろんな所の訪問看護師さん達が、どんなことをしてくれても！いろんな手を尽くしてくれても！

褥瘡が酷くなって、結局は家にいられなくなった！

だから…療養病棟や施設に入れた方が良い！　医師は、『在宅療養は賛成しない』と力説されました。

18年近く訪問看護をやってきて、1度も褥瘡を酷くさせたことはありません！

大丈夫です。任せてください。先生にご迷惑はかけません。と私も言い切りました。

そこまで言われるなら…、シブシブ了解して頂け、在宅診療が始まりました。

お気に入りのベッドをあきらめてもらい、介護用ベッドの手配をケアマネさんにお願いします。

ベッドの配置にもこだわりがあって、彼は良いが、介護する方は動線も無駄が多いし介護がしにくく、腰を痛める原因にもなります。

やっと本人を説得し、訪問入浴中にベッド移動。彼にもある程度は妥協していただき、鏡なども駆使して、意向に添った配置ができました。

介護は環境整備が重要です。介護者が動きやすく、必要な物がすぐ準備できるようにすると、負担が少ないのです。もちろんご本人の意向も汲みながら外の景色や季節が感じられるようにするのは重要です。

家族は夕方や夜遅くに訪れる事はできますが、それ以外の時間は滞在型のヘルパーを利用されました。すると介護保険の単位がオーバーし自費分が多くなってしまったので、介護度に応じての定額報酬の「定期巡回型訪問介護看護」を勧めて変更になりました。定額なので単位オーバーになることはなく、自費分はありません。

看護はがんの末期という事で、介護保険ではなく医療保険での訪問となります。

幸いなことに尿はカテーテルなので毎回のオムツ交換は必要ありません。

床ずれの観察や排便のコントロールは看護師が処置するので陰部洗浄などもしないでOK。

痛みが強くなり、レスキューの薬が増えてきました。（レスキューが増えてくるとベースのお薬が増えます）ベースの麻薬製剤のミリ数がトントン拍子に増量になりましたが、一定のところに来て落ち着きました。

一人の時は、ほとんど動かず眠っていることが多いので、さほどの痛みはないらしい。同居の猫は、人の出入りがないと傍に寄り添って一緒に眠っています。猫でもいてくれるだけで話し相手にもなるし、ぬくもりも感じられ癒しになります。キーパーソンにはならないが、誰よりも一緒にいてくれる相棒猫です。

一番の痛みは身体を動かす時で、腰が痛むようです。処置や訪問入浴の前に内服してもらうとスムーズに動く事ができますのでレスキューは上手に使うと双方が楽になります。

腰が動かなくなった事には、自分でも納得されていました。「むかしから無理していたからな。」大工という仕事柄、荷重が掛る事も多かったでしょうし、腰に負担がかかる作業も多かったのでしょう。

往診の折にひょんなことで故郷の話になりました。診療所の医師もナース達も、ご本人と同じ、九州の同じ土地の出身でした。医師の祖母が近所の出身だとかでお互いがビックリ！　こんな深いご縁があったからこそ、無理難題の在宅診療を引き受けてもらえたのだと。

神様は全てわかっていて、粋な計らいをして下さったのだろうと話し合いました。

麻薬のせいか、時々意味不明の言動があります。「コンビニに行きたい」。上半身の力は人並み以上なので、ベッドからズリ落ちないとも限らず、なるべくベッドを低くするなどの対策を行ないました。

痛みが止まると、咳が出てもタバコが吸いたくなりました。火事の危険があるのでどうかと思いましたが、医師からも許可が出て、電子タバコに変えたら、本数が一気に増えました。在宅では何でも禁止はしないでご本人の意向を大切にしています。

痛みはコントロールできるようになり、穏やかに過ごされていました。

胸の腫瘤が大きくなり、時折浸出液も出てくるようになりました。がんがいよいよ活性化してきているらしい。

抵抗力や自然治癒力も低下し、熱が出始めました。膀胱炎を起こしているようで尿の濁りが酷い。医師に連絡し抗生剤の内服が追加になりました。しかし抗生剤で便が緩くなります。

ちょうど、故郷からのミカンが大量に送られてきて、一晩でミカン10数個召し上がるので、さらに便が緩くなりオムツの中は大変な状況となっています。

心配なのは床ずれの悪化なのですが、本人は美味しいから…と止める気はありません。

1日3個までと決めて、軟便は徐々に落ち着きました。軟便が続くと褥瘡も一気に悪化してしまうので、要注意です。


状態が悪化し、肺炎になり、足に留置してある管から、抗生剤の点滴を行ないました。

胸水も溜まり始め、痰の絡みも酷くなり、在宅酸素が始まりました。

「生き方に悔いはない。やる事は思った以上にやってきたから、いつ死んでもいい。」

幼少のころから苦労されていたようです。しかし良い親方に出会って、大工の道に進まれ、予想以上の仕事ができたと淡々と話されました。

「結構頑張ったんだぞ」「俺、博才あるんだぁ」「結構当たるよ」

仕事にも恵まれたが、金銭的にも恵まれたらしい。

宝くじ売り場を通りかかったら「10億円当選者出ました」と書いてあったけど、なかなか当たらないよね。どんな人が当たるのかなぁ…。と聞いてみました。

「買えば当たるだろう」「買わなきゃ当たらないよ」と。

えっ！　当たったの？

ああ…　ニヤリ！

何回？　指で、2回…と
億…？　聞くと首を横に振る。

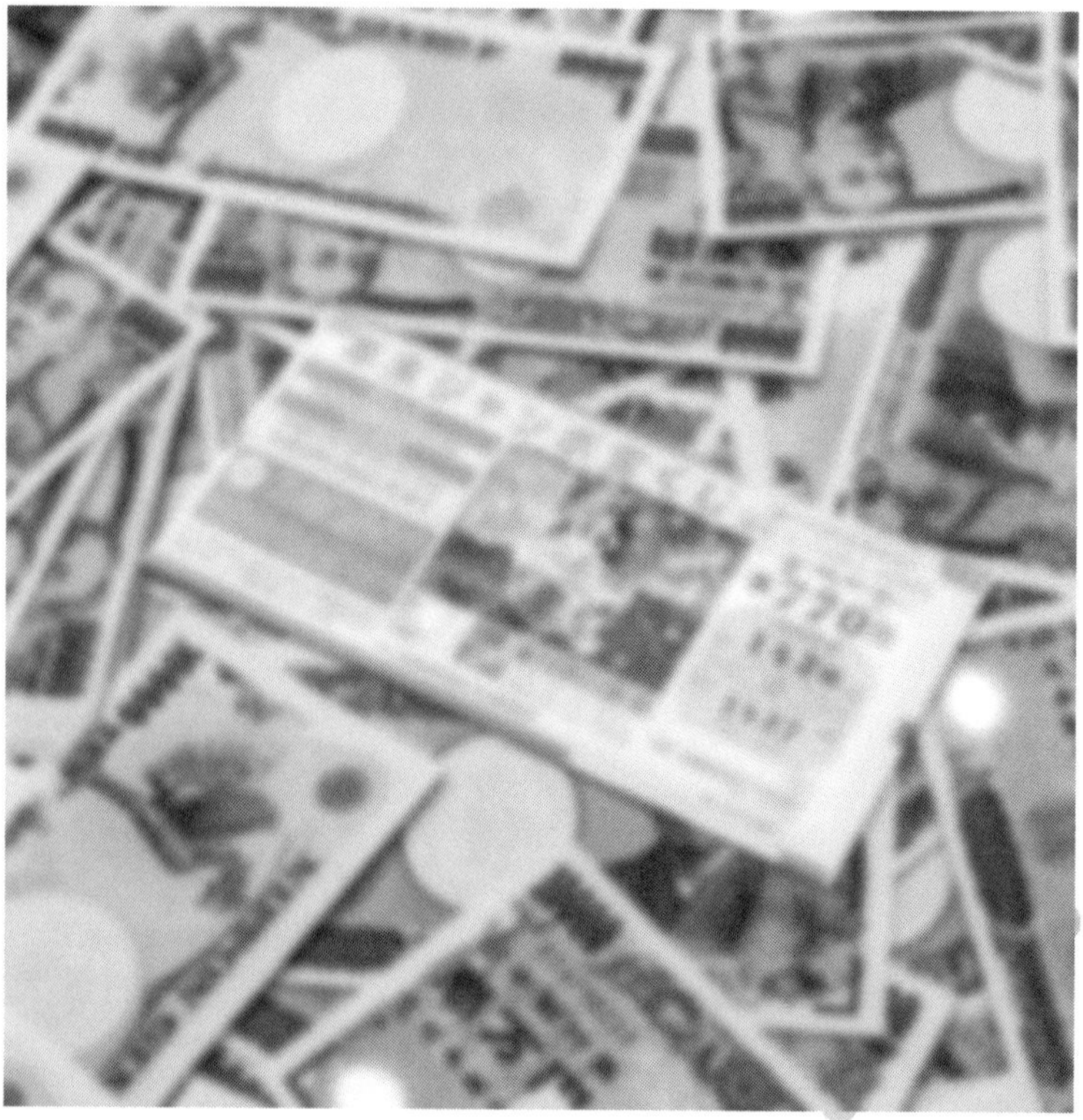

1度は？　…数百万らしい
2度目は？　…6千万程ではないかと推察。

どこにあるの…　銀行?床下?…。

ニヤリと笑って「あいつに持ち逃げされた。酷いだろう…押しかけてきた女房だぞ！」

うぅぅ…ん！確かに酷い話です。しかし憎んでいる様子はなく笑っている。懐かしんでいるようにさえ思えました。

生き方がさばけていて、人を憎んだり、悪く言う人ではありません。淡々とやることやって、それが糧になり今に至っている…そんな感じの人です。

若い衆が取って来てくれたヤマモモの実は、大きくて赤黒く熟しています。数個口に入れたがちょっと甘酸っぱい。

アンズも大きな実をつけていましたが、誰も収穫しないので根元に沢山落ちている。アケビの実もあると若い衆が探してくれたが、今年はなっていないようだと。ぶどうの蔓も屋敷を半周する位に伸びていて、あちこちに実が成っています。ブドウは袋をかけてやらないと蛾に食べられると心配し、つぶやいているが、皆忙しくて誰も袋をかけられません。

食べたり、眺めたりしながら、昔を思い出されているのでしょう。庭が見える配置にしてよかったと思いました。

深刻な話をあっけらかんと冗談交じりに話されます。闘病中も茶目っ気があり、笑顔多く、ウイットに富んだ楽しい会話がたくさんありました。

在宅酸素療法が始まって、楽に呼吸できるようになりましたが、予断を許さない状況になってきました。なるべく苦しくないようにサポートさせていただきます。と家族に伝えます。

ご家族様もできるだけ顔を見せて下さり、声掛けして頂き、にぎやかに、時間を大切に過ごされるように伝えます。

療養途中から、嫁と孫以外は、平日は遠方に出張で不在。

週末に戻ってくる生活が続いていましたが、戻ってきた日はみんなでご本人を囲み、宴会などもされながら、楽しく過ごされました。

ご家族全員が近くで休まれる中、秋が深まる早朝に穏やかにご逝去されました。

在宅療養生活は5月足らずでした。

エンゼルケア後は、皆様全員に手伝っていただき旅立ちの支度をしました。支度をしながら、思い出話に花が咲きました。

我慢強い人でしたね。とうとう最後まで1度も〝痛い！〟という言葉は聞かなかったですね。皆さん頷かれました。

痛みで眉間に深い皺があり、鬼瓦のような形相をしていて、「顔が痛いと言ってるよ。」と言っても認めず首を横に振られました。

「痛くても我慢するから家にいさせてくれ！」最後までやり通された。

ご家族皆様がすがすがしい表情で旅立ちを受け止められ、感謝の御言葉が聞かれました。

お悔み訪問に伺ったら、霊前には酒やつまみが並んでいました。私もつまみをそっと横に並べた。そし

て…宝くじ当たるように祈ってね。とお願いしました。(笑)
ご家族様から、最初から最期まで、心強く支えてもらえて感謝しています。
本人が望んだ自宅で見送ることができて良かったです。大変な5か月間でしたが、皆さんが支えてくれて乗り切れたこと、深く感謝しております、と。
最初は医師にも反対され、どうなる事かと思いましたが、ご家族様（特にお嫁様）、猫ちゃんも、診療所の医師と看護師、ケアマネージャー、介護士、福祉用具、訪問入浴、友人や親せきの方々の協力があり、床ずれもひどくなる事なくお見送りできたことに深く感謝申し上げます。

10 欲がなく生活観念が低い？

68歳女性。夫は15年前に他界。子供はなく義妹の子供を養子にしていました。

2年前に慢性関節リウマチのコントロール目的で大学病院を紹介され通院し、治療を継続していましたが、呼吸苦があり内服薬の変更等を行なわれ、在宅酸素使用し独居生活を送っていました。

猫4匹を飼っていましたが、生活環境の整備不良と、猫が酸素チューブで遊ぶため、労作時は酸素を使用してない経緯があり、間質性肺炎および肺不全となり入院となりました。

入院後挿管し人工呼吸器管理や血圧低下などもあり、中心静脈カテーテルから昇圧剤の投与が行なわれ、一時期は危篤状態でした。

独居でもあるため施設への入所か自宅退院か悩まれていましたが、自宅退院が決定しリハビリにも意欲

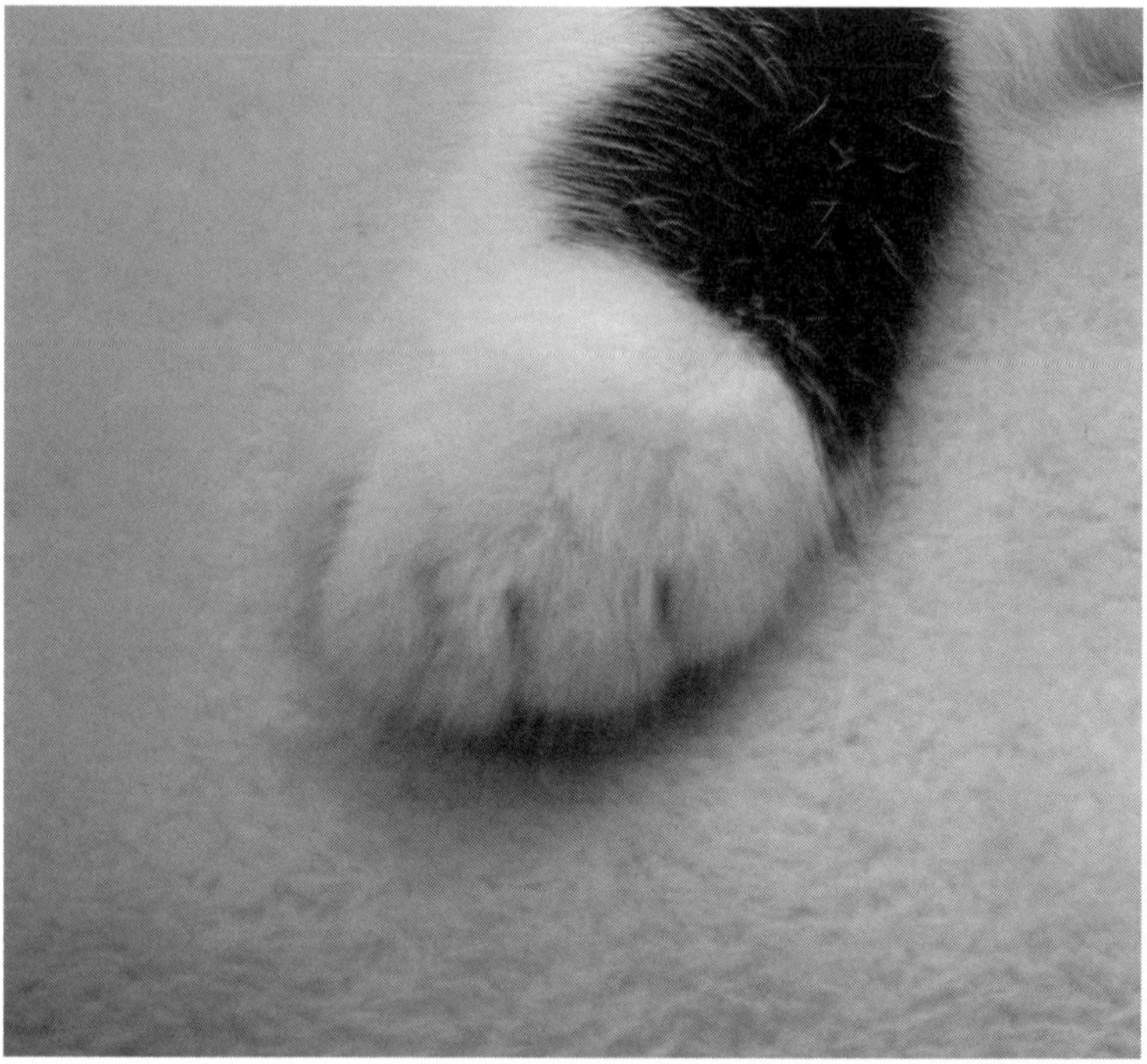

的に取り組まれているといいます。

退院後の病状管理や在宅酸素の指導をしてほしいとのことで声がかかり、退院前カンファレンスに出席し退院後の生活や医療についての話し合いがなされました。

姉が近所に住んでいて、姉も関節リウマチがあり不自由ではありますが、退院後の生活を整えるべく、毎日整理のために訪問してせっせときれいにしているといいます。まずは環境整備という事で、自宅訪問を行ないました。

物が片付けられない、衣類も勧められるままに購入するが処分できないためにどんどん増え続け、生活の場が圧迫されています。

姉の言う通りで、リビング以外の部屋は物に占領されています。猫の毛が沢山落ちており、呼吸器の弱い方が帰るには厳しい環境でした。リビングの隣の部屋は何とか片付きました。猫の毛がびっしりついた絨毯は取り外し、歩行器が使用できるまでになりました。

入院前よりヘルパーを週2回利用されていました。年金生活ですが家庭環境が複雑で、各種費用の捻出も厳しい事が伝えられており、最低限のサービスを利用することになりました。酸素使用の自己判断に問題があるため訪問看護は安定して生活ができるまでは、呼吸リハビリも行ない週2回必要ということになりました。

酸素を付けていると火器が使えないので、宅配の食事や近所のパン屋さんに頼む事になりました。

ケアマネージャーから依頼が来てから、退院調整や環境調整でひと月以上を要してやっと自宅退院となりました。酸素は0・5リットルで生活します。二酸化炭素が溜まりやすいので血中の酸素濃度は90%前半を維持するように主治医からの指示あり。両肺ともに湿性の肺雑音があるが自分で出せているので様子見ることとします。

酸素のめぐり悪く、ひざ下から両足ともにむくみがひどいので足浴やリンパドレナージュしながら傾聴します。いったん片付いた品々が並び始めました。床の掃除やら猫の毛やらの掃除をヘルパーさんにケアマネージャーを通してお願いしました。

里子に出された猫が、がんになっているという連絡を受け、引き取りたいと言い出してまた落ち着きません。姉にも諭され、猫の運命とやっと割り切り、元の飼い主のところに戻ることになり一件落着。年末になり一段と寒さが増してきて、酸素濃度がなかなか上がりません。酸素使用中はエアコンも駄目だと思っていて寒さを我慢していたのが原因でした。

事務処理が苦手で、昨夜は2時まで作業していました。朝は4時に起床したとお話しされます。

診療所の主治医とは定期的にカンファレンスを行ない「思ったより落ち着いているね」と。

しかしそれから4日後、姉が事務所に飛び込んで来ました。ドアチェーンが掛かっていて入れない。電話にも出ない…と。

マンション管理会社へ連絡し来ていただく。同時に警察へも電話し来ていただく。U字のドアチェーンをこじ開け警察の方と中へ入りました。

心肺停止、瞳孔散大確認。診療所主治医へ連絡。救急車要請。

警察官の要請を受け、心臓マッサージを救急隊員が到着するまで行ないます。

主治医到着し死亡確認。警察の聴取を受けます。ケアマネージャーに連絡し午後のヘルパーのストップを依頼します。一時間後ケアマネも到着されました。

後で考えれば…ご本人はそろそろ終わりだとわかっていられたのではないでしょうか。だから苦手な書類を何とか片付けたりされたのではないでしょうか。

ベッド上の彼女は穏やかに憂いのないお顔でほっとしました。

残念な看取りになってしまいましたが、こんな事例もあることを知っていただきたいとしたためました。

第3章

伝えたい事、伝えなくちゃならない事

◎さまざまな人間関係がある

・死にゆく人の年代もさまざまです。小児もいれば、１００歳を超える方もいらっしゃいます。

・高齢者は、自分の人生をある程度は全うして亡くなります。しかし若くして逝かなくてはならない方もいて、その場合は、残された家族が若いほど、心残りが大きいものです。

・配偶者には遠慮なく介護される方が多いですが、下の世話はやはり遠慮があるので上手に紙オムツを利用されることをお勧めします。しかし便の処理は配偶者や家族に関係なく、介護するのが、一気に嫌になる方が多いです。そんな時には、他人にお願いするのが一番です。介護保険の介護士（ホームヘルパー）に依頼すると、介護が継続できます。便のコントロールで看護師が伺ったときに出してしまう方法もあります。

・嫁や婿と同居されている方は、気遣いされている方がほとんどです。そんな時には隠し事なく、オープンにお話ができているところがうまくいっています。それでも気になる方は、お名前で呼ばれたら、ほんの少しでも〝家族以上他人未満の関係〟で、第三者的にかかわることができるようになります。

・小児の場合は特別のかかわりが必要です。なかなかご両親は死を受け止めることができません。ケアや看護を共有した人と当時を振り返って、話がしたい方が多いです。お弁当を持参され一緒に思い出話をしながら、食事することもあります。受け入れができるようになると、来訪は少なくなり、そのうちに誕生のお知らせなどが来たりします。

・若くして、子供を置いて旅立たなければならない方もいますが、そんな時には思い出作りをお勧めしています。写真や動画などで、子供へのメッセージを残していただき、時期が来たら、あるいは命日に見せてあげることで、身近に感じることができます。

◎家族構成もさまざま

独居の方でも、親類縁者が多くいらっしゃる方もいます。一人に連絡すれば自宅に入りきれないように大勢がやってくることもあります。キーパーソンを決めておけば連絡はスムーズです。

核家族しているので、独居の方も増えています。同居でも夜や夕方、早朝にご家族が来てくれるところもあります。日中だけの介護サービス（通所や訪問のサービス）をお勧めします。

両親が高齢のため、介護を理由に子供が働かず同居されているところもありますが、仕事は続けながら、介護されることをお勧めします。介護1本に絞ると、介護鬱になったりします。再就職は難しくなりますのでぜひ、仕事量を減らしてでも、社会との交流は続けてください。

人間だけが家族ではありません、生き物も家族（動物、植物、メダカや金魚、…）です。家族がいなくても寄り添ってくれた猫ちゃんがいてくれて、寂しくなく過ごせた例もありました。

・身寄りがない　相談する親族がいない。

〝後見人制度〟があります。信頼できる方に後見人をお願いしておくと安心です。認知症の方は早めに手続きしておくとトラブルになりません。

◎そんな中で、どんなことを伝えあえれば安息、満足の最期が迎えられるのか

・人間関係の修復

生きてきた分のいろんな出来事があり、一概に誰かを責めることはできません。

他人にはよく見えても、しこりがある身内や家族にとっては許せないこともあります。

話をしたくても照れて言えないこともあります。そんな時はそのチャンスを作ってあげたり、言葉をかけてあげるとうまくいくこともあります。

いなくなることが分かっているからこそ、手紙を残す人もいますが、すでにペンを持つことすらできない人もいます。しかし言葉や、映像で残すこともできます。

60数年前の日記が出てきました。妻への感謝が愛情たっぷりに書かれていました。妻は嬉しいような、照れるような…。お子様たちは、愛情たっぷりの父親のことが手に取るように理解できました。亡くなった後も、夫を身近に感じられる形見となりました。

お互いが譲歩して、より良い関係を築くためには、ちょっと離れた関係が結果的に良い関係が継続できるようです。

言葉は必要ではなく、傍にいるだけで癒しや安心感が得られます。最後の時に至っては、介護も医療も必要ではなくなってきますが、人の温かさは何より安心できるものです。

「手を握ってあげてください」といっても、手が出せない方もいます、そんな時には、「これをやさしく塗ってください」とアロマオイルを渡すと積極的に触れるようになります。ラベンダーやフラン

キンセンスなど好きな香りでどうぞ。

・普段いない親類縁者への対応

訪問中にお見舞いにくる方もいます。ご本人が最後まで自宅を希望され、家族も納得されていても、お見舞いの方は、なぜ病院に行かせないのかと家族を責める人がいます。

そんな時は、ご本人に「家族がいるこの家に最期までいたいのですよね」と言葉をかけます。ご本人が言葉や頷きで意思表示が出来れば、後々のトラブルを避けることができます。

1 強制退院後、自宅で好きなだけ思い通りに過ごされた

大学病院に膵臓癌ターミナルで入院していましたが、飲酒とタバコがやめられず強制退院させられて自宅へ戻ってくることになりました。

バス通りを左折しこんもりした山道を抜けると10件ほどの小さい集落がありました。ご近所さんはみなさん仲良しで「朝起きると玄関には野菜などが積んである」と。「まるで、かさご地蔵のようでしょう」と長男さんは笑って話します。

余命は日単位！と言われていました。食事はせず、ウイスキーが大好きでロックで飲んでいます。水分もとらずアルコールを摂っているのだから、脱水が酷くなります。そのため、末梢からの点滴を毎日行なうために訪問します。末梢ルートはもって5日程で、その日は針を差し替えしなければなりません。幸いにも60歳代で若いし、血管も太くてしっかりしているので苦労はありません。

お酒のカロリーのお蔭か、宣告された予定の時間はクリアし、楽しみたい欲が出てきました。

「酒とたばこだけでは、生きている甲斐もないから、たまには変わったことがしたい。外に行きたい」

ちょうど車を替えたばかりで、２シートのコペンコンバーチブルタイプでオープンカーにして出かける事にしました。まずは点滴のルートをロックして身軽にします。どこに行きたい？「釣り堀に行きたい」彼を乗せて15分ほどの釣り堀屋に出かけました。池の近くに車を止め、車に乗ったままで「大きいのが釣れるまで見ていたい」魚は数匹釣れて戻ろうと声をかけても、なかなか帰る気にはならず「もう少し…もう少し」と時間延長します。

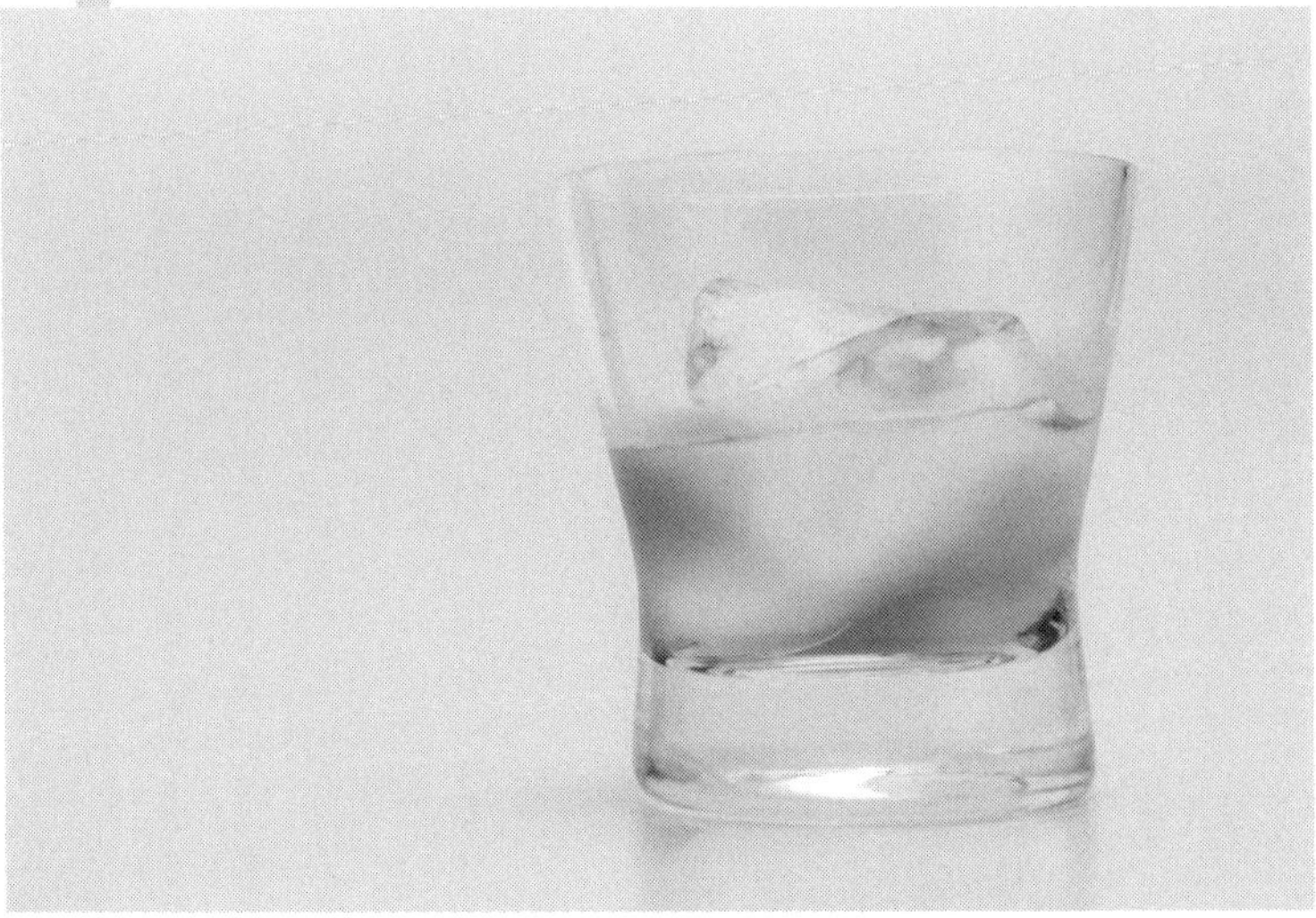

外に出る想定はなく酸素ボンベはなかったので「そう長くはいられないよ。」と説き伏せて帰宅しました。在宅酸素を付け、ロックしたルートに点滴を繋ぎます。活き活きとして多弁。家族と大盛り上がり。「また行きたい」次の週末は息子様に車を貸して親子でドライブを楽しんでもらう事にしました。二人が出かけた後、妻と畑の間を散歩します。「ここら辺には土器の欠片がたくさんある」と見せて頂きました。二人はなかなか戻ってきません。何かあっても看護師は対応できますが、息子さんは大丈夫だろうかと心配になります。

ニコニコ顔で戻ってきました。「子供の頃によく連れて行ってもらった所で電車を見て来た」「沢山話ができて良かった。」積もる話もしっかりできたようで、二人とも晴々した表情でした。

この後、日々レベルダウン。ウイスキーも飲めなくなってきたので、ウイスキーの氷を作る事にしましたが、ウイスキーは凍らない事がわかりました。かき氷状態にした氷に振りかけてウイスキーかき氷を数口やっと飲むことができました。病院では禁止されていましたが、ご本人の望む通りにできる在宅は最高だと思います。

みんなで盛り上げようと診療所の医師、看護師はお酒持参でやってきました。こちらは訪問看護の担当看護師とおつまみを持って参加しました。

お酒もおつまみも口にはできませんでしたが、ウイスキーの香りやつまみの臭いで満足されました。

それから数日後、やりたいことを最期まで貫き、自分らしく生き切って旅立たれました。家族も関係者もご本人のやりたいことを最大限支援できて良かった。何よりご家族を支えて最期まで晴れやかに、共に見送る事ができてみんなが幸せを感じる事ができました。

亡くなられた後、お悔み訪問に伺いました。父は幸せでした。二人でドライブできていろいろ話ができていたので、心の整理をすることができて感謝していますと。

亡くなった朝に父が大好きだった玄関前の白いタンポポが咲きました。この株だけ突然変異なのです。私が訪問した日にも白いタンポポが咲いていました。ありがとうと言われている気がしました。

娘様がビーズで看護師姿の天使のストラップを人数分作って送って下さいました。今でも大切に、パソコンに付けてあります。

2　あーちゃん今度はママになる

「ねえ、知っている？　最も幸せな事は何も知らない事です。」

豆しばのコマーシャルの文句です。確かに何も知らないことは幸せかも…しかし先の見えない不安は困りものです。ちょっと先のことを伝えて心づもりを促す。こんなやりとりをターミナルケアでは行ないます。先々の事は余計な不安を増強させてしまうので、状況を見据えた説明が必要です。看取りの準備に入り、ママに聞きました。彼女は小さい声でポツリポツリと答えてくれました。「残して逝かなくてはならない娘が心配！」と答えました。

祖父も祖母も心配で泊まり込んで介護していました。元気いっぱいの活発な孫の存在が緊迫した空気を和ませていました。

「幼い孫に将来母親の死をしっかり受け止める事ができる頃に見せては」とビデオ撮影を勧めました。

ママは消えそうな命を振り絞って、精一杯の笑顔とメッセージを残しました。笑顔がとっても可愛い人でした。そして我慢強い人でした。

彼女はシングルマザーです。

我慢強いがゆえにがんであることも周りには隠して一人で病気と戦っていました。一切弱音を吐かず、お尻の痛みも我慢していたのでしょう。地域包括からの連絡で行ってみたら、お尻（仙骨部）に巨大な褥瘡ができていました。大至急で介護用のベッドとエアーマットレスを導入し、介護環境を整えました。

素人目には黒くなった皮膚が見えるだけで、褥瘡とは見えません。黒い皮膚で塞がれている褥瘡は厄介です。黒くなった硬い皮膚を取らないと治療ができないからです。在宅では出血のリスクが高く切開ができず、皮膚を溶かす軟膏で徐々に穴をあけ、そこから洗浄し処置を開始しました。玉ねぎが腐ったような異臭がします。時すでに遅く、かなり傷は深くなっており、仙骨が見えるほどに成長していました。皮膚科の先生に頼みこんで往診してもらい、抗生剤入りの点滴が開始されました。点滴のお蔭で褥瘡の臭いも少しは減少しました。

栄養も摂れてない状況のため、なかなか回復しません。

元気いっぱいの小学1年の女の子は、学校から戻ると母親の所に来て「ただいま～」と声をかけます。ティッシュで口元を拭いたり、何かと世話を焼いてくれます。

友達もたくさんいて、次々に友達が遊びに来てテレビゲームで盛り上がっています、それを聞いている母親の顔は穏やかに楽しそうな表情になります。活発で男の子も従えるようなリーダー的存在です。友達も挨拶して帰ります。

友達が帰った後は母親のそばに来て、学校であった事を事細かにお話しします。その時が一日のうちで一番充実した時間です。

節分の朝、子供を学校に送り出して逝かれました。最期の最期までしっかりと「行ってらっしゃい」と声をかけて送り出しました。すごい母親です。

前日大好きなお風呂をやっと設定できたのですが、残念ながら肩呼吸の状態で断念し、清拭をして頂きました。がんの痛みに加えて褥瘡もひどく、旅立つ前のスピリチュアルペインとも戦っていました。

一人で仕事も子育てもがんばって、11月半ばまでは通院しながら仕事もしていたそうです。若い方のがんは、抗がん剤治療ができなくなった途端あっという間に状態が悪化してしまいます。彼女も訪問開始した時点ですでに危険な状態でした。

1月で状態は急速に悪くなっています。訪問してひと月も経たないうちに、その時がいよいよ近くなり、家族にも本人にも告げました。特にママにはきちんと話しておくことが大事だと思い、ママの思いを伝えるように言い、あーちゃんを呼びました。

「ママはもうすぐお星様になるのよ。おばあちゃんとおじいちゃんと仲良くしてね」「ママはずーっとみているからね」と幼い子供に伝え、一緒に泣いていました。私もあーちゃんを抱き締めて7才の子供に判る言葉で、時間がない事、ゲームのようにリセットはできない事、ママは今何が嬉しいか伝えました。

ママの遺影の写真を家族とママも参加して選びました。とてもシャイな方だったようで、真正面を向いた写真が少なかったのですが、横顔でとてもママらしい写真に決まりました。

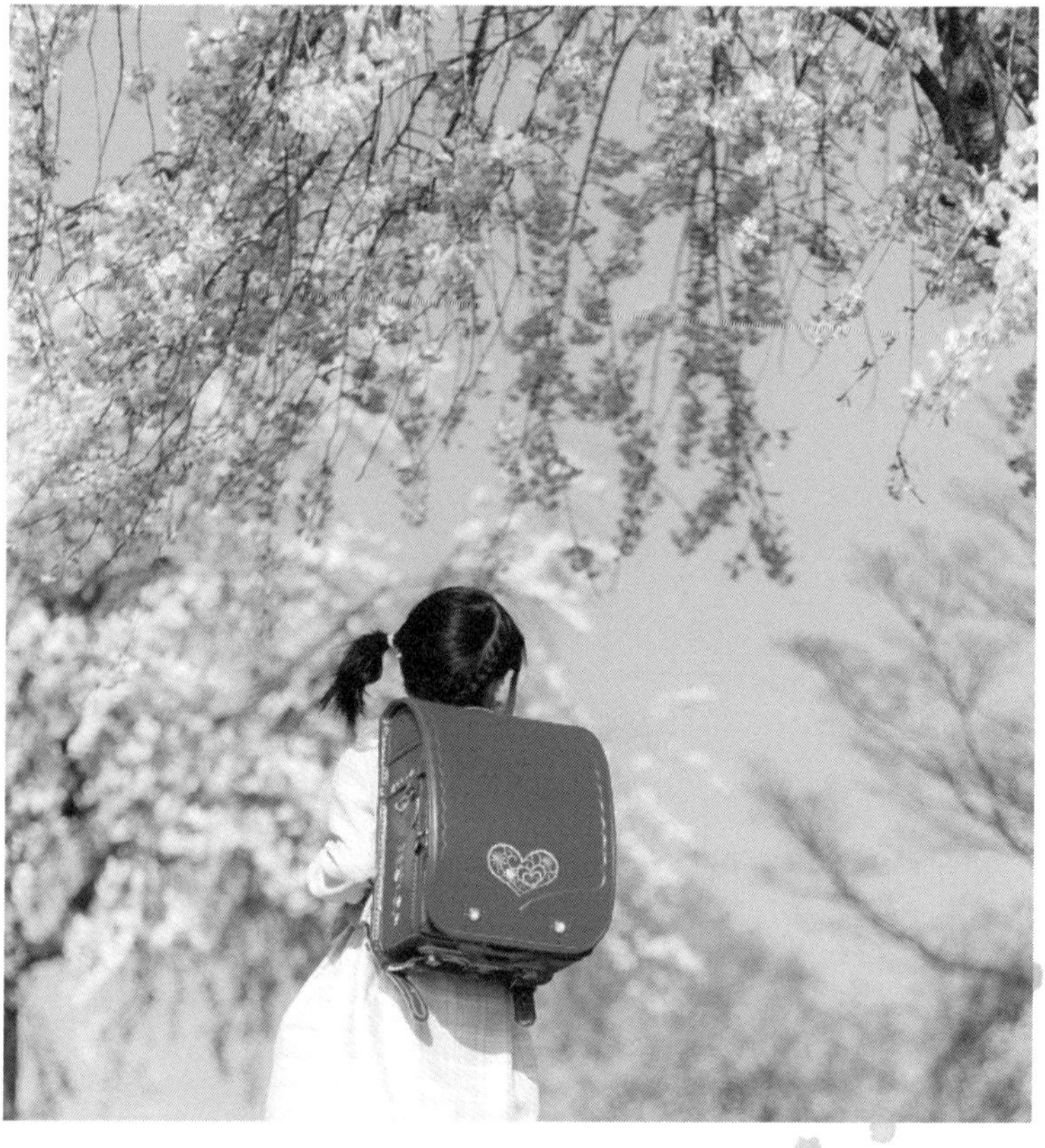

それまでは、恐る恐るママに接していた、あーちゃんでしたが、積極的にスキンシップやお話しができるようになりました。あーちゃんなりの介護がしっかりとできました。

学校から戻って対面した時も割と落ち着いていたそうです。「新学期にはおじいちゃんの所に行く」と元気に話してくれました。寂しいだろうから…と犬を飼ってもらう事になっていました。あーちゃんはチワワのリボンちゃんのママをしています。

今でも年賀状のやり取りをしています。成長の様子を知らせてくれています。あーちゃんに会う機会があれば、ママの最期の様子を伝えてあげたいと考えています。

3　つぶらな瞳　父親が許せない

入院前は、認知症があり、まる1日静かに、1階のテレビを見ながら過ごされていました。

3月末、自宅で便失禁後に失神され、救急搬送されました。癒着性のイレウスと診断されてイレウス管を挿入し、保存的療法目的で、そのまま緊急入院となりました。腸閉塞は改善されましたが、嚥下検査の結果、嚥下困難と診断されます。

認知症の末期の方は、食事を口に入れても、噛んだり呑み込んだりする事も、できなくなります。そのために絶食による点滴管理が必要と判断され、毎日点滴が始まりました。

ご家族も、飲まない、食わない、しゃべらない、生きる気力がないかな?と感じています。

主治医から、看取ってくれる医者はいますか?と聞かれ、もうそこまでの状況なのかと思い、なかなか眠れない状況が続いていました。

入院前は何とか歩けていましたが、もうすでにベッド上寝たきりで、自分では寝返りも足を動かすことさえできず、今後はさらに体力も落ちて、亡くなる事は理解されていた。

一月経ち、末期と判断され、「点滴を抜いて自宅に戻り、看取ってはどうか?」ご家族に話されました。

医師の話の前に、ケアマネージャーから介護保険と医療保険を使ってのサポートで自宅看取りができる事を伝えておきました。ご長男様は自宅で看取ってあげたい思いはあるが、漠然とした不安を抱いており、「自分は何をしたらよいかわからない」と話されました。

退院前に自宅へ戻った場合にどのように社会的資源を活用して療養環境を整える事ができるか退院前カンファレンスが行なわれ、具体的なイメージが付いて、自宅への退院の方針となりました。

退院の前に、長男様に体位変換やおむつ交換、痰の吸引、点滴が漏れた時の対応や自分で引っこ抜いた時の対応の指導がされて、いよいよ退院となりました。

2人暮らしだが、長男様は月曜日から土曜日まで、7時30分~18時までお仕事のため不在。お休みは日曜日です。しかし造園業のために雨天の時はお休みになる事もあります。

ご家族が不在のため、定期巡回のヘルパーが毎日3回訪問し安否確認、オムツ交換、清拭や更衣、体位変換を行ないます。必要があれば回数は増やせる。ナースはターミナル期でもあり全身状態の確認を行ないつつ、点滴の管理、褥瘡などのスキンチェックを行ない適宜処置します。訪問時にオムツが汚れていれば交換等の必要なケアと処置を行ないます。安楽のためのターミナルケアも行ないます。ご家族が不在ですから、ヘルパーが訪問した時に異常があれば、すぐに看護に連絡が取れるよう、体制を整えておく等の綿密な調整が必要です。

退院に合わせて訪問し、介護用ベッドの位置等の環境調整も行ないました。吸引器と点滴棒、必要そうな紙おむつや介護用品を持参しました。家族不在の中での介護や処置を行なうので、解りやすいようにメモを貼る場所の確保、家族や定期巡回のヘルパーとの連携ノートや必要事項について事細かに準備します。

定期巡回との連携では、頻回の訪問ができないので、特別指示書を頂いて医療保険に切り替えての訪問になります。

在宅医もやって来て、点滴のパックや備品など解りやすいように整理整頓しました。心配された、点滴バックを抜く力はありませんでした。しかし点滴のルートが付いたままでの清拭や更衣等もあり、ヘルパーさん達は苦労していた。

病院では1000ccの点滴が入れられていましたが、自宅に戻り少し少なくし500cc程度に絞る事になりました。毎日点滴バックの交換があり、末期状態でもありバイタルチェックや床ずれの予防、便対策など処置はたくさんあります。

点滴は留置針（ビニールの細い針）を使用していましたが、状況によって差し替えが必要となります。漏れはないか、どの程度滴下しているのか、腕の向きによっても滴下速度が変わるために、ヘルパーと連携を取り合います。点滴の量がへり、痰の量も少なくなりました、本人の吸引の苦痛も減り、家族の負担も減りました。

つぶらな瞳の誰からも愛されキャラの方で、病院でもどこでも人気者だったとの事。

入院中の病棟でも話はできずとも皆に愛されていました。しかし、長男は父親の事をよく思っていないようでした。

強い口調で、「つぶらな瞳で可愛いい」と皆が言うことが許せない。そんな人じゃあないんだ！　母さんに苦労かけやがって！

父親は芸術家肌でもあり、あまり働かず、庭樹や花や盆栽などの手入ればっかりやって、母親に苦労をかけていたと話されました。

自身の姉が幼少の時に、母の目の前でバイクにはねられて亡くなった事や、今までの事を話してくれました。母親の事をもっと理解して、優しく大事にしてほしかったのでしょう。

大好きだった母親は数年前にがんで亡くなられました。

その後は2人暮らしで、あまり会話もなかっただろうと思われます。認知症もあり会話も成立していなかったこともあるでしょう。老犬もいてその犬もよぼよぼ状態だが、彼らの癒しになっているようです。

数日たって、息子さんが帰って「ただいま〜」と言ったら、口元が『お帰り〜』と言っていたと、笑顔で話されました。

お話は理解されているようです。身体は動かないが、協力しようとする気配が感じられます。

退院等当初聞かれていた心雑音は2〜3日したらなくなりました。表情も豊かになりました。

血圧は低め安定。酸素濃度も徐々に上昇し、笑顔が見られるようになりました。

息子様のお休みの日は、負担がないように点滴はお休みする事に。

ゴールデンウイーク中に誕生日がやってきました。誕生日の歌とカードをプレゼントしました。

嬉しかったのか、黒目がさらに大きくなりつぶらな瞳で「ありがとう」と言っているようでした。

室温、湿度が高いためにエアコンを30度で除湿設定。ヘルパーさんにもメモで調整を依頼します。なるべく快適に過ごせるように環境調整しました。

声掛けをして吸引しましたが、怒った顔で睨まれました。元気になった証拠だと喜んでいたのですが、その次の日からレベル低下。頻脈で1分間に120前後もあります。体温も低下傾向でタール便も出始めました。タール便が出始めると…近いサインです。

大切な父親ですが、憎んでいて優しい言葉がかけられません。

意思疎通が上手く取れないから、怒りや憎しみが酷くなっているのではないかと思われます。

「お父様はあなたの事を大切にしていたでしょう。」「悪い時ばかりではなかったでしょう。」「良い時もあったでしょう。」と話すと、大粒の涙がぽろぽろと落ちました。

「そうだった…一度も叱られたことはない…」自分から近づいて足を撫で始めました。足の裏を拳で叩いて「なんでなんだ…なんでなんだ…」逝かないでくれと言っているようでした。長年の確執が消えた瞬間でした。

翌日の夕方には血圧が低下し始めました。連休中ではありますが、いつ何時…の状況に。ご家族を呼ぶように伝え、主治医にも連絡して家族で良い時間が過ごせるようにアドバイスして席を外しました。

0時26分にオンコールが入ります。

主治医は夕方の連絡で、診療所に泊まって待機して下さっていました。駆けつけて1時04分に死亡確認となりました。

ご家族もそろわれていて、皆で清拭し、服を着替えさせ、死に化粧をしました。10日間ほどの在宅療養でしたが、もつれた感情も解消する事できて、お看取りができた事は本当に良かったと思います。

時期を見てお悔み訪問をしました。

あの時、自宅に連れて帰って本当に良かった。みんなに助けてもらって、父にとっても自分にとっても、良かったと思っている。

晴れやかな笑顔で感謝の言葉を頂きました。

よぼよぼ犬は目が見えないようです。「頑張って長生きしてね！息子さんを一人にしないでね」と声をかけました。

4 パーシャル効果で4ヶ月

H様は91歳で、住み慣れたご自宅でひっそりと旅立たれました。

東京下町で料亭のおかみさんをされていた粋な方でした…。洗濯物を干す時は必ず畳んで、パンパンと叩いてから干すのだと。その他にも学ぶことが多く、訪問するのが楽しみだった、と古くからのヘルパーさん達が口々に教えてくれました。

一時期は娘様家族と同居されていた時期もありましたが、いろんな理由で同居だとお互いにストレスが溜まってきて、感情のすれ違いで、ぎくしゃくするようになってしまい、UR賃貸住宅に一人で住むことになったそうです。

訪問看護が入ったのは、平成22年の年でした。失神を繰り返しバタンと倒れる事がしばしばあり、そのために状態の観察や緊急対応の依頼でした。その頃はかかっている病院は数か所あり、歩けない彼女を連れての受診はとても大変という事で、懇意にしている在宅診療に繋げた。近所でもあり緊急時の対応も素早く、うつ病もありましたが軽い向精神薬で薬を大量に処方することなくコントロールしてくれる医師で、状態は落ち着いて過ごせていました。

てんかん発作も頻回には出なくなり、独居でもヘルパーさんが午前と午後に訪問し、身の回りの世話で生活ができていました。娘様もうつ傾向があり、毎日の訪問ではなく、曜日を決めて介護をお休みする日も設けていました。看護師の訪問が有る火曜日の午前中はヘルパーはお休みで看護師が食事を提供する事もあります。

朝はゆっくり起床されるため、11時過ぎに訪問し、まずはカーテンを開け換気を行ない、起床介助し手引き歩行でトイレに行きます。パンツ式のおむつやパットの交換を行ない、洗浄や清拭を行ない、ダイニングテーブルのいつもの位置に座らせます。バイタル測定を行ない、大好きな濃いめの御煎茶を入れて飲んでいただきます。たばこが好きで最初の頃は自分でライターで火をつけて粋に吸われていました。そのうちにライターの火も付けられなくなり、娘さんに付けてもらうようになりました。

多くを要求されることなく不満も言わず…淡々と過ごされてます。毎日フレンチトーストを召し上がっていました。朝のヘルパーは食事をさせ洗濯や掃除をして退室し、夕方まで一人でテレビを見て過ごされていました。夕方のヘルパーはベッドに休ませイブニングケアをして退室。自身では立ち上がれないので、夕方に人が来るまでは同じ姿勢で過ごされるため、お尻の床ずれがひどくなることはないが悪化と軽快を繰り返していた。身体が横に傾くのを防止するために、チルト式の車いすに変更して、姿勢保持を図りました。姿勢がキープできると自分で食事ができるようになり、食欲も回復し、それと共に生活意欲が湧き体調も復活されました。

週1回はデイサービスに行かれ、おしゃべりを楽しんだり、入浴を済ませて帰宅。ある日、朝のヘルパーが帰った後、夕方のヘルパー手配をケアマネが忘れてしまって、翌朝まで座って過ごされたというドッキリの出来事がありましたがご本人は無事でした。（うちの事務所では考えられないことですが…ケアマネも取り立てて騒ぐこともなくて…とにかくびっくりした事件でした）

介護用のベッドではなく過ごされていましたが、身体の自由が効かなくなり、介護の手間が増えてきて、介護用ベッドを借り、リビングにベッドを入れることになりました。この頃からは立位も保持できなくなり、手引き歩行も難しく、抱きかかえて移動していました。

春頃より食事も水分も急に摂れなくなってしまい、危険な状況と医師は判断し保液治療が始まりました。500ccの点滴が行なわれましたが、大して効果がなかったためその1回のみで点滴治療は終了となり、ご本人の生きる力に任せることになりました。

それまでは週1回の短時間訪問でしたが、モーニングケア、オムツ交換、陰部洗浄、更衣、水分摂取介助等を行なうようになりました。口をつぐんで開けようとはしませんでしたが、歯がないところから、吸い飲みで大好きな濃い目の御煎茶を少し入れると美味しそうに大きな音を立ててゴックンと飲んでくれました。しかしその時の眼から読み取れる感情は…「私にまだ生きろと言うのか…」微妙に感じてしまった私でした。

体位45度のギャッジアップでやや側臥位にキープして、飲ませるのがこつです。それまで声は出さないがイヤイヤと首を振るのでヘルパーさん達も飲ませられず。摂取量が少なかったが、体位をキープすると呑み込みも良く誤嚥する事もないので、５００cc前後を摂取できて安定してきました。高カロリーのエンシュアやゼリー飲料などを多用し、時にはバナナやプリンなども食べる事ができていました。

摂取できなければ1週間…。摂取できれば長期戦になるかも…。と主治医も言います。

訪問看護計画にターミナルケアも入れ、安楽に過ごせ、心地よいケアを導入しました。

平成30年は特に暑くて酷暑でしたが、室温は冷房設定を25度と設定し、それをキープし続けていました。訪問すると涼しいのを越して足元が冷えてくるくらいで、娘さんはレッグウォーマーをしていた位です。この状態を娘さんは「パーシャル効果！」と呼んでいました。代謝が冷房により押さえられ最低限度のエネルギー消費で、効率良く生命を維持できているものと考えられます。床ずれができ始め、エアーマットを手配、その日の2～3時間後には搬入となりました。

さらに状態は低下し、血圧も下がり脈拍は頻脈となり、体温も低下してきました。

私が行くとちらっと見ては諦めた表情となり、少し飲んでくれます。その日は、いつもとは反対の方向を、うつろな目で追いかけていました。そろそろお迎えが…来ているようです。

いつ何が起きるかはわからない差し迫った状況でもあり、ご家族に会わせるように伝え、集まってくれました。息子様は大切な仕事がせまっており、そのことを聞いたためか、さらに一週間頑張ってくれました。四カ月間も　気がもめる状況が続いており「今夜かな…」とも思われましたが、娘様はじめご家族も、そ

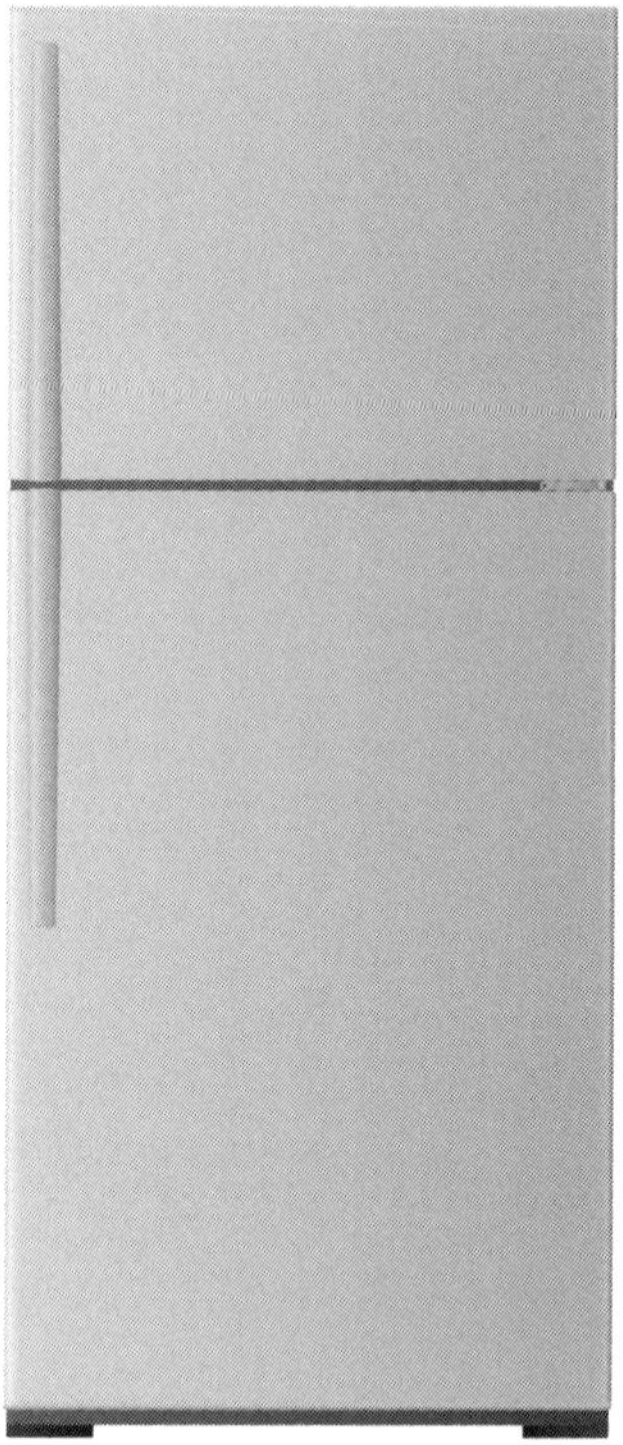

の時はその時…と十分に覚悟はされていたので、娘様の体調や精神状態を考え「泊まるように」とは伝えませんでした。10年間いつも一人でひっそり過ごされてきた人です。

そして翌朝Hさんらしくひっそりと旅立たれました。

生き切った事を表情は物語っていました。笑顔でやっとホッとできたかのようでした。

亡くなる前の一週間ほど、ヘルパーさん達はケアが終わっても、一人で置いておくのは心配で、退室前には私にオンコール番号へ連絡してきました。「状態を聞き大丈夫よ。後で看に行くからね。」と声をかけると安心して退室できるからです。

独居で看取った方は3人目でした。

5　嫁と仲良くするコツは…

80代後半、しっかり自分を持っているお姑さん…という印象でした。

自分の考えに合わないと聞き入れない頑固さもありますが、お嫁さんは深入りすることなく、本人の希望を聞きながら介護を続けていました。ご本人が動けていた頃には、お嫁様は週に2〜3回はストレス解消にプールに出かけていました。

つたい歩きで何とか生活ができていたのが、急激な体力低下で寝たきり状態となってしまわれ、訪問看護が導入されました。

ベッド上で自由が効かない生活なのですが、本人のこだわりがあり、たやすくアドバイスを受け入れる人ではありません。

せっかく入れた褥瘡予防の耐圧分散マットレスの上に、以前から使用していた敷布団を敷いており、床ずれになりかかっています。高齢者ほどマットレスの上に布団を敷いている人が多く、そのことに気づいていないケアマネージャーさんが多数います。

手が届くように身体のまわりに、いろんな物が積み上げられており、物に埋もれていて身動きもままならず、足元にうずくまっている状態で、膝も拘縮が進んでいました。

最初から否定すると訪問を拒否されかねないので、まずはご本人の意向に添ってケアを行ないます。頃合いを見計らって徐々に介入を開始します。

布団を外し身体の自由が効くシーツに取り換える。このシーツは除湿機能もあり、身体がするりと動くため、不自由な方もベッドの手すりを使う事で更に動けるようになります。介護する方にとっては、身体を移動させるのに抵抗なく少しの力で動かすことができるので、介護がしやすくなる優れものです。洗濯してもすぐ乾くし場所も取らず負担になりません。普通のシーツよりも割高ですが、身体の負担を考えれば、本人も介護者も楽に介護できるので気にならないお値段です。

さて、環境も整い介護がしやすくなりました。ベッド上でのリハビリにＰＴ（理学療法士）も導入し少しずつベッド上の生活が快適になりつつあります。ベッドに座って食事も摂れるようになりました。お嫁様が３食準備してくれて自分で食べています。しかし介護が長くなると介護している家族の負担は大きくなり、ストレスが溜まってきます。ストレス解消の為にまずは週１回から以前通っていたプールへ行くように説得して、10ヶ月程経った頃にヘルパーが入れるようになりました。オムツを交換したり身体を拭いたり、ベッド上で洗髪すると喜んでくれるようになり、週2回の訪問になりました。家族はリフレッシュできるとやさしく介護が続けられます。

生家は旧家でとても大切に育てられた方で気位がとても高い方です。戦後お金の価値が急に下がって、紙屑同然になってしまったことをとても悔しがっていました。

お嫁様とは多くを語らずとも気持ちが通じ合っていました。これまでいろんなことがあってお互いに付き合うコツを掴まれているのかもしれませんが…。

1年がたった頃、身体の動きが悪くなり、介助量が増えてきました。身体も硬くなりました。

バイタルもやや低空となり、食欲も落ちてきました。家族はまだまだ…大丈夫…と思っている。しかしいつまでもというわけにはいきませんので、事前に少し伝えて置くのです。

もう少し先になりますが『さくらが見られるかどうか…こころの準備を少しずつしておいてください』

『えっ！そうなんですか？』

ご家族はテレビドラマで見る最期の瞬間を想像されているようです。身近で亡くなるのを見たことがない人は死期が迫っていることは、予測できません。がんの末期ではありませんので、老衰で亡くなる方は急激ではなくゆっくりと、食事が摂れなくなり、水分も呑み込めなくなります。在宅では点滴などは極力しないで、自然に任せソフトにスローダウンされ苦しまれることなく消えるように亡くなります。そのことも双方に伝えておきます。

足の踵がお尻にくっ付くほどに拘縮が進み、円背でダンゴムシのようにまるくなってきました。おむつ交換ができなくなるために、座布団を丸めて挟んでいるが、苦痛で外してしまう。ストレッチや関節可動域のリハビリ、筋肉を弛める押圧を行ない、お尻や大腿、ふくらはぎの血行やリンパの流れを良くします。弛めたあとは、ビックリするくらい大きな声が出ます。何時ものようにお嫁様の事を呼ばれたら、あまりの声の大きさにびっくりして、お嫁様が飛んできました。

「お母様、どうなさったのですか?」『チョット呼んだだけですよ!』普段通りに声を出したら、筋肉が弛んだ分、大声が出て本人もビックリ!

お腹や太腿の筋肉に力が入っていると、大声を出そうとしても声は出ません。しかし筋肉が緩むと大きな声が出ます。

関節も緩み膝に座布団が入るくらいになり、紙オムツが交換しやすくなりました。

円背で背中のコリや痛みがありますがそれも減りました。

インターホンを押すと、外まで聞こえるほど力強い返事が返ってきます。

落ちていた食欲が戻って、桜の時期を乗り越えました。

それから2ヶ月経ちました。

食事の量は少なく、ムラがあります。パン粥、リンゴ、ゴマ豆腐、バナナ、ヨーグルトなどを少量ずつ召し上がっています。

次に食べたいものをリクエストされるなど、80代後半とは思えない程しっかりされています。

最期まで自宅で過ごしたいと希望されており、往診は2週間に1回です。特別な薬は無く、排便コントロールのための下剤と小さい浣腸を処方して頂いています。身体が曲がっていて便の始末はとても大変ですので、出た時にはヘルパーが駆け付けてキレイにしていました。

一般的に在宅での家族介護の一番苦手なことは、どこの家でも便に関する事です。「看護師やヘルパーがいる時に出してほしい」「ほかの時には一切出ないようにしてほしい。」と希望されます。1週間に1回の訪問看護でも、そんな希望がありますが…かなり無理な相談です。『貴方の便は1週間に1回ですか?』「毎日です。」

自分は毎日で介護されている人は1週間でなくても良いのか?と思ってしまいます。『せめて週に2回は必要ですね。』しっかり出したはずではあるのですが、《出物・腫物ところ構わず…》と言うくらいですから『おつりが出てくることもあります。』と伝えてご承知おき頂きます。何よりご本人が苦痛でしょうに…。

排便コントロールは訪問看護の処置の多さではでNo.1です。次は入浴介助です。

6月半ばお昼時に眠るように永眠されました。

お嫁様は最期まで、つかず離れずの介護をされました。ご本人に『嫁さんと仲良くするコツはなんですか?』と問うと、

「みんな預ける事です!」隠し事をすることなく、財布も預金通帳も全て預けていました。これが円満にできる秘訣と胸を張って答えられました。

分かっていてもなかなかできる事ではありません。

外にも子供さんはいましたし、嫁に全幅の信頼が有るからと預金通帳まで預けている方は初めてでした。こんな人になりたいと思います。

6 家族全員が明るく潔くほっとさせられた看取り

夫を前年の暮れに看取ったばかりでした。

その時「次は私の番だからよろしく！」と約束していましたが、それから半年後の事でした。

覚悟をしての闘病生活です。がんの経歴は夫よりも長く、いろんな治療に挑戦してきました。がんになった時に既に覚悟はできていただろうと思われますが、できる治療は全てやりつくしていました。二世帯住宅で息子様家族は共働きでお孫さま4人がいて全員で7人が住んでおり、皆さん仲良く、家族全員がなんとも明るい。お孫さんたちは学校から帰宅すると、まっすぐに本人のベッドに寄り添って元気に声をかける。意識が薄れてはいるがその声に反応して笑顔になったり、うなずいたりされる。がんの末期とは思えないような光景です。

肝臓に転移しており、アンモニアが溜まり肝性脳症を起こしていました。自身でも考えがまとまらない…途中で判らなくなる…等の混乱が続いていました。

抗がん剤治療で通院していたが急にレベル低下。

夜間はせん妄もあり、家族に付き添うようにと指示が出ました。

家族は交代で付き添っていましたが、治療がなければ連れて帰りたい。本人も帰りたい。

そして退院することになりました。

息子様家族は、昼間は全員不在となるため、ヘルパーや看護師、マッサージ師などが間隔をおいて訪問し状態観察。異変があれば、すぐに対処できるように連絡体制が整っていました。

退院後、最初の2日間は全身むくんだ重い身体を何とか引きずるようにしながら動けていましたが、その後はどうにも身の置きどころが見つからず、楽な体位が取れなくなりました。そして寝返りすらできなくなりました。

採血の結果「血管脱水」ということでした。全身は、はちきれんばかりに水が溜まっていますが、低アルブミンの状態で血管の中には水分がありません。血管に水分がないので腎臓で尿が作れません。だから尿が出ません。昏睡状態になり、ご本人は苦しくはなく寝息を立てて眠っており、内服もできなくなりました。麻薬製剤が貼り薬に変更されました。ご家族は「積極的な治療は望まない」ということで、アルブミン点滴など効果があると思われましたが、潔く医療処置は行なわないことになりました。

膀胱カテーテルを入れてみましたが、尿は出てこず膀胱に尿が溜まっていないことを確認しました。

薬以外でできることはないか…。リンパ液や血流を良くし排せつを促す方法はどうか…。マッサージが大好きだったこともあり、家族の了解を得て足の裏を使っての（足圧循環療法）リンパドレナージュを行ないました。その夜、紙おむつが吸いきれないほど多量の尿が出ました。医学的にいうエビデンスがあるかどうかはさておき、いくらかは楽になったと思われます。

しかしその程度では見かけ上は何も変わらないほど全身がパンパンの状態。昏睡に入り3日ほどで眠ったまま最期を迎えられました。退院してから8日目でした。

家族全員がそろっての看取りでした。小さなお孫さんもそろって、にぎやかに看取られました。

一昔前は、夜中みんなが寝静まっている間にひっそりと逝かれる方が多かったのですが、最近は休みの日に旅立たれる人が多いようです。みんなに囲まれてにぎやかな中で旅立ちたいと思う方が多くなったの

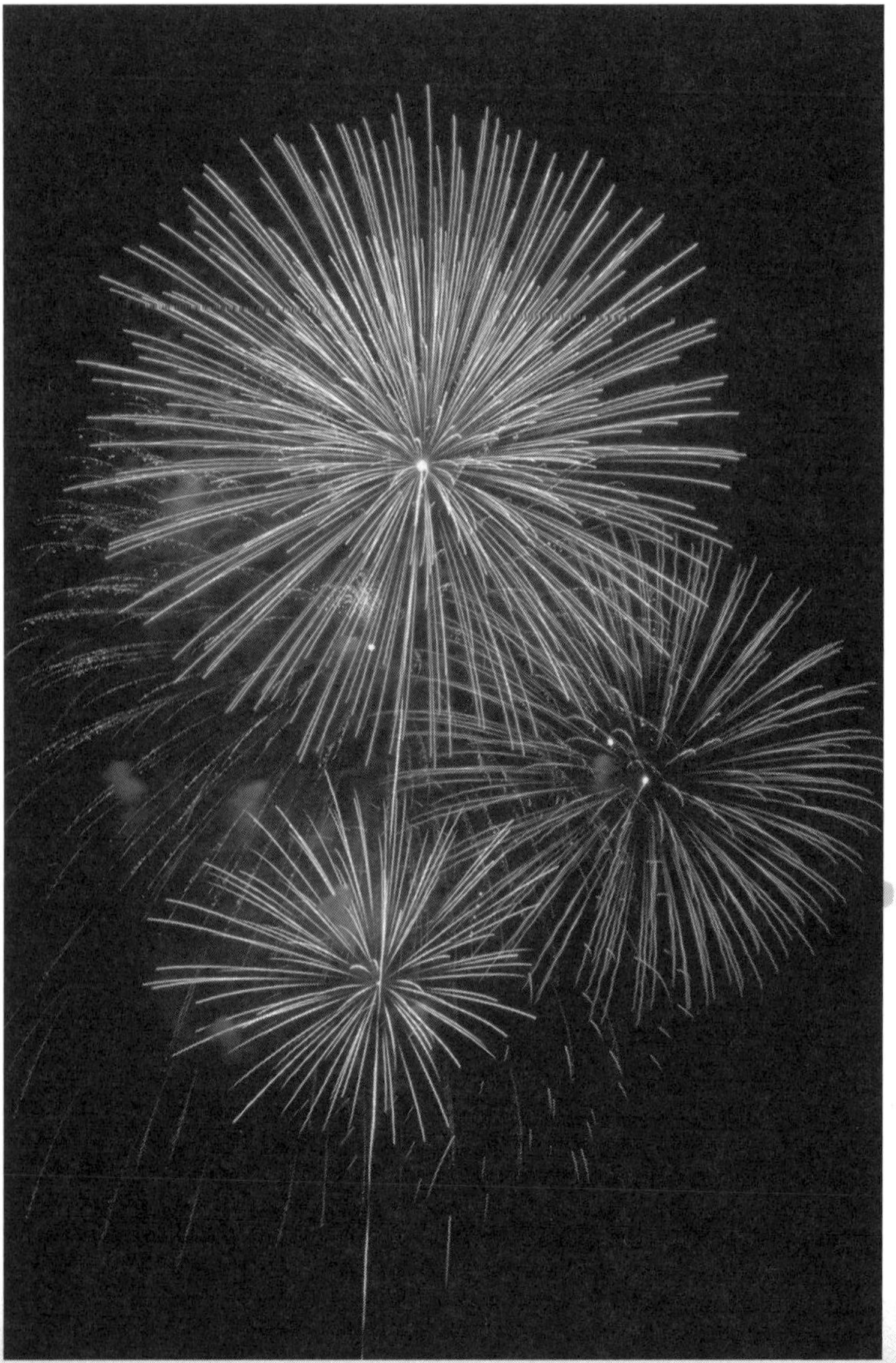

だろうと思います。

ご家族は「苦痛がなくて良かった」「眠ったままで穏やかでよかった」

全員で身体を拭いたりお化粧したり、ワイワイガヤガヤ、大賑わいでした。

お化粧品がたくさんあり「これは私が戴き！」「私はこれ！」「あなたはこれがいいんじゃない！」みんなで形見分けの相談をしています。

生前から家族みんな、こんな感じだったとの事です。

ご本人も明るく誰とでも率直に話をされていました。

ご主人の看取りの時も明るかったのですが、今回はさらに明るい。

ご本人たちも生き切り、ご家族もそれをしっかり支えられた結果なのだと思います。

7　絵画療法　足がない絵

がんの末期で誤嚥性肺炎を繰り返している80歳代男性宅の訪問を開始しましたが、家族の疎通が悪いのかぎくしゃくしていて何事もスムーズにゆきません。ある日訪問したところ娘さんが包丁を振りまわして暴れておりました。とりあえず冷静になってもらい包丁を取り上げ、その場は治まりましたが、娘さんは何か言いたげです。

次の訪問もあり、話が聞けず、夕方吸引で訪問の折に見せて頂こうとコピー用紙を渡し、クレヨンで思っていることを絵にかいてみるように勧めました。

今か今か…と待っていました。ドアに隙間から見ています。一通りの処置が終了しゆっくり聞くことにして、隣のお部屋をお借りして絵を見せて頂きました。黒いクレヨンで目も鼻も口もない人間らしい絵がありました。しかし…足がありません。泣きながら絵の説明をしてくれましたが、なかなか核心にはたどり着けません。自分からは言い出しにくそうでしたので、『大事な方がなくなったのね』と伝えました。いっそう泣き弱りながら話してくれました。

自身が具合悪く動けず休んでいたら、いつも食事を作って持ってきてくれる夫の気配がないので、2階から降りて行ったら首をつって亡くなっていた情景を話されました。その件で心ないことを言われ、兄弟が不仲になり、家族ともぎくしゃくするようになっていたようです。辛い現場を見て、そのトラウマも消化できないまま責められ感情の行き場がなく家族にあたっていたのです。

絵にすることで再度自身と向き合い、少し発散できたようでした。

向精神薬を飲んではいましたが、今の彼女の精神状態とはあっていないようです。父親の余命はあと一月。その間は大丈夫だろうと主治医とも話し合い、しばらく入院を勧めました。薬の調整をして驚くほど安定して戻られ、ご家族皆様で無事看取りもできました。

父親亡き後も娘さんの件で電話相談を受けていましたが、その後は比較的安定して過ごされているとのことです。

8　自宅に理科室があり、水槽の中に透明な魚

多くの生徒に慕われていた、63歳の生物の先生です。

市立病院のMSWからの依頼で訪問が始まった。がんの末期についての告知は、病状の説明で弟と二人で受けたそうです。

数年前に弟は母親を看取ったが、本人は介護や看取りには参加していなかったといいます。

弟さんは未だ母親の死を受け入れられず引きずっています。

そして今度は一番頼りにしている兄が、末期がんだと聞かされても、受け入れられないのです。弱ってゆく兄を直視できず、元気なころのイメージで何かと言ってきます。そしてできない事が認められずにもどかしさが大きくなっているのです。

体力も持久力もないが、兄は何とか答えようと頑張っています。弟も学校に勤めており、頻繁に来ることができないので、心配が大きくなっていきます。

原発は直腸がんです。現在は肺にも肝臓にも転移していて腹膜播種も起こしており、今後抗がん剤治療を行なっても、効果は期待できない事が説明されましたが、二人とも化学療法の希望が強く、外来通院で化学療法をしながら在宅療法を継続する事になっていました。独居でもあり、時期を見てホスピスに行く予定で、３ヶ所見学し契約もすでに済んでいるとのことでした。

急激な状態の変化が予測されており、予後は、月単位…又は週単位…になる可能性があると説明されているとサマリーには記入してあります。

本人も弟さんも、この厳しい話をどこまで受けとめているかは解りません。同じ話を同時に聞いても、人は知らず知らずに、自分に都合の良い部分とそうでない部分を取捨選択する傾向があります。特に末期状態であれば、都合の良い部分のみが入って、そうでない部分は無意識に削除しています。

定年となりボランティアで生物倶楽部の先生を引き受けており、課外活動を行なっている写真がたくさんありました。女子高生に囲まれてとびっきりの笑顔です。

学校にとても大きな水槽を寄贈されたそうです。

これから悠々自適な余生を楽しもうとしていた矢先だったようです。

預貯金はかなり貯えられていて、億は超していた様なことを聞きました。そういえば食べ物など質素でした。独身でもあり牛乳などの値段も気にされておりました。

将来のために貯えをされていたとしたら…この若さで…と思うと複雑な思いです。

痛みがひどく、痛み止めの麻薬製剤も結構な量を服用しています。

本人は近いうちに死が訪れる事を予測し、身辺整理などをするつもりで退院してきていました。

玄関に大きな水槽がありメダカが泳いでいます。そこには入院前はイモリがいて、帰宅すると「お帰り」と顔を出して出迎えてくれていましたが、里子に出したら寂しくなったと話されました。

水槽の奥の部屋は「図書館」とご本人は呼ばれています。そこには生物の難しそうな分厚い本が部屋中の棚にぎっしりと収められています。

ご本人の居室はマンション6階で遠くに富士山が見える位置にあります。腰高窓なのでベッド上からは見えませんが、起き上がれば看る事ができます。徐々に動くのが大変になり、自身のベッドは処分してもらい、高さ調整や体位を、自動で変換できる機能が付いた介護用の電動ベッドとエアーマットレスを導入します。立ち上がりや移動に要する体力の温存につながり、しばらくは快適に過ごせました。　ホスピスに行くタイミングは、一人でトイレに行けなくなった時と言われて退院していました。すぐにその時期はやってきましたが、家から出る気持ちにはなれません。

可愛い魚たちが理科室と呼ばれる部屋の沢山の水槽の中に泳いでいます。

グッピーは飼いやすいので、生物倶楽部の生徒たちが里親になり引き取って行きました。後で生まれた稚魚はそれでも数十匹はいるようでした。

他にも知らない魚がたくさんいて里親を探しているのだと聞きました。

透明の魚が水草の中で優雅に泳いでいます。

名前はトランスルーセントグラスキャットというのだそうです。

骨だけが見えている美しくて珍しい魚です。この魚はシャイな魚でなかなか出てきてくれないという。群れで泳ぐ魚らしく、一匹が出てくるとほかの魚もその後に続いて姿を見せてくれます。水草が透けて見えて何とも不思議な魚です

こんなに美しく珍しい魚だったら、いくらでも里親はいそうなものですが…。

それが残っている理由を尋ねてみました。「これは、生餌を食べるので、冷蔵庫の中に生餌を保管しなくてはならないので、行先が決まらない。」との話でした。冷凍の赤虫を与えているそうです。水槽の底の方のツボの中に入っており、頭を突っ込んでお尻で気配をうかがっているどんこのような魚も可愛く、この水槽ごと貰い手はありそうなのですが…。

水温の適温は20～27℃くらい。体長8㎝くらいの大きさになるそうです。骨が動いているのもなかなか可愛いものです。

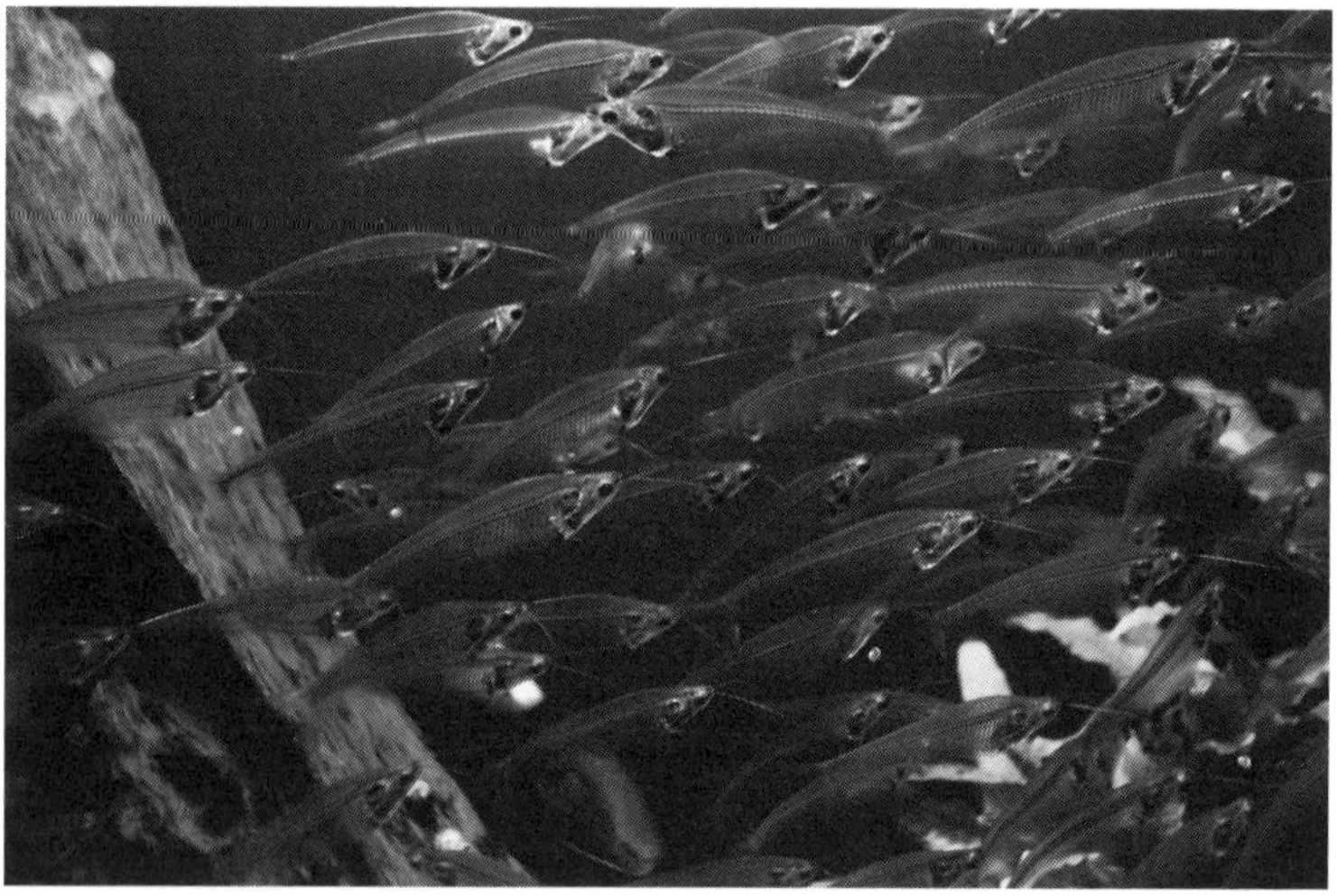

9月末から訪問が始まり、翌月には寝ている事が多くなりました。そろそろホスピス行きを勧めますが…「こんなに良くしてくれるなら、行く必要はない。このまま最期までここに居たい」お気に入りの「富士山が見える部屋に最期まで居たい。」と言い出し、ホスピスを断ってしまったとの事でした。オキシコンチンの量が急激に増えますが、本人はそんな状況では通院ができません。弟さんに代理受診して頂くようにお願いしました。兄の病気が受け入れられないので微妙…。通院できなくなり、往診医が必要となるので、診療情報提供書（紹介状）の手配も行ないます。幸いにも近医の医師にお願いできました。

11月には食欲も落ち、水分摂取量も低下してきました。呑み込みが悪いので、貼タイプの痛み止めに変更となります。レスキューの使用頻度も高くなり、意識レベルも低下してきました。胆管のチューブからの感染があり、往診医に連絡し抗生剤の点滴をする予定でしたが、本人の強い拒否があり、内服する事になり、感染兆候は治まりました。

歳越しは難しいとご本人も認識され、意識障害がありながらも身の回りの整理を始められていました。今まで研究されていた文献や資料などをコピーしコンピューターで保管しようと、そのための機械を購入されていましたがなかなか進まず。気持ちはあっても身体が動きません。代理でやってくれる人もいないので、資料が山積になっています、

いよいよとなり、疎遠であった長男様にも出席して頂きカンファレンスを行ないました。

本人の強い希望を受け入れ、最期は自宅で…という事になりました。

ヘルパーも導入となり、朝と夕方訪問し、洗濯や掃除、調理や食事・水分摂取介助を行ないつつ安否確

認。何か変化が有ったらすぐに連絡を取り合う事にしました。

幸いにもシルバーウイークに差し掛かり、弟様が来て下さってホッとします。

血圧が触診で70 mgとなり、今夜か…明日か…と迫ってきました。

最期の状態の変化を弟様に説明して、いったんはご兄弟お二人にします。

大きな声をかけると「にっこり」笑顔になりご本人は解っていられるようでした。

翌朝電話が鳴りました。「息をしていないようだ。」駆けつけ、医師にも連絡します。

午前7時41分往診医が死亡確認。

その後お話ししながら旅立ちの支度を弟様と行ないました。お母様の事、長男様の事、そしてご本人の事など取り留めのない話をしながら行ないました。お母様の時よりはまだ受け入れて頂いたような気がします。

とうとう透明の魚「トランスルーセントグラスキャット」は里親が見つからないままでした。

ひと月ほどして弟様の来訪に合わせてお悔み訪問した日も、同様に泳いでいました。

「もうしばらくはこのままにしておきたい」と話されます。

母親に続いて兄を亡くし、寂しさもありまだ受け入れられていない印象でした。

独居の方の看取りもなんとかなるものですね。

9 焼き鳥の臭いをつまみにウイスキーで乾杯

食道がんで食事を口から摂ることはできず。当時珍しい中心静脈栄養の点滴を付けて大学病院より帰宅するといいます。

退院前のカンファレンスに出向くと、お嫁様の点滴のルート交換の手技も見せて頂きました。かなり練習されたようでポートへの針刺しもユックリでしたが、手技はキッチリと取得されていました。医療者でもドキドキの医療処置を取得されていたのにはびっくりしましたが、自宅で過ごしたいという義父の闘病を支える覚悟を感じました。

我々も最期までバックアップする覚悟を決めて、ご本人やお嫁様はじめご家族様に寄り添っていこうと話し合い訪問をスタートしました。必要物品の準備をし、清潔野の確保と消毒をまずは見守ります。そして点滴バックに針を刺し、そろりそろりと点滴液をルートに送り、エアー抜きを行い、ポンプにルートをセットします。最後の難関のポートへの針刺しを行ない、ポンプのスタートボタンを押します。

輸液が流れ始め、ポンプのアラームが鳴らなければ安心。ポートの針刺し部分にガーゼやフィルムをしっかり貼り、清潔が保て針が抜けないようにテープ等で止めて一連の作業は終了となります。

緊張が解け大きなため息をつかれホッとされました。

お嫁様は毎回「これは大切な私の仕事！」と一つひとつの手技を確実に行なわれます。見守る我々も緊張しながら、一連の作業の見守りを行ない、一緒に緊張が解けてため息が出てしまいます。

週2回のルート交換と毎日定時の点滴バックの交換をされる。

独りで行なうのと見守りで行うのとは緊張の度合いが違うので、点滴バックの交換に日は一人で行なってもらい、ルート交換の日に合わせて、週に2回訪問看護が入り見守りします。オンコールがあればその都度訪問します。

まずはバイタルサインのチェックや肺音やお腹の動きの確認の聴診などを行ない全身状態の把握を行なう。その後ポートから針を抜いた後に体調により、シャワー浴や清拭を行ない、着替えをしてさっぱりして頂く。

それからルート交換から針刺しまでの一連の作業の見守りを行ないました。

唾液でも誤嚥する事があるため、酸素濃度の測定や、肺の聴診は念入りに行ない肺炎をおこしていないか観察します。

寝ている時間が多いため、褥瘡予防のマットレスは入れてあるが、床ずれができていないかなどのスキンチェックを毎回行ないます。もちろん処置だけでなくメンタル面の支援も行ないます。

ヘルパーは毎日朝と夕方訪問に伺い、トイレ介助やおむつ交換、清拭等のケア、傾聴しご本人のストレス解消を図り、介護者のお嫁様の補佐を行ないつつ介護者の傾聴も行ないます。

いろんなものは食べられないが「モロゾフのチーズケーキだけ」は少し召し上がれるので常にストックしてありました。

唯一の食の楽しみであり、最初は召し上がっていましたが、徐々に喉を通らなくなりました。

2月ほどして状態は低下し、寝ている時間が多くなりました。

せき込みも激しくなり、点滴が入っているとはいうものの、痩せが酷くなって、見るからに最期が迫って来ていると感じられるようになってきました。

介護しているお嫁様の緊張も高まってきています。

さて…そろそろ心の準備を始めて貰わなければ…と思いますが、長男様にはなかなか会えず、お嫁様に伝えるのも酷な気がして…なかなかチャンスがありませんでした。

たまたま長男様のお休みがあり、お話しする事ができました。

覚悟の上で在宅療養されてはいましたが、自宅で看取るなんてことは経験がないので不安が大きい。

介護保険が始まって、まだ間がない時期で、まわりにも看取る例も少ない。お嫁様は子育てしながら介護もしながら、嫁としてしっかりせねばと緊張の日々を過ごされていました。明るく振舞われていますが、2カ月近くなると疲労の色が見えてきました。

往診も2週間ごとにあるが、日常的な介護の話などはできないので看護師の訪問を心待ちにされています。ちょっとしたことが心配になると、オンコールがあり、それに応えます。それが安心に繋がっていました。

いよいよその日がやってきました。前日に「思い出に残るような事ができたら良いですね。親子で乾杯とか…」と提案していました。しかしもう時間が迫っているというのに、息子様の姿が見えません。今にも呼吸もが止まりそうな気配でお嫁様も私も落ち着きません。

突然「おやじー帰って来たぞ！」「これから一杯やろう！」と焼き鳥を広げ、大好きなウイスキーの水割りを持ってきました。

それを待っていたかのように目がパッチリ開きました。焼き鳥の臭いをかぎウイスキーのコップを口に当て、乾杯されました。

それから間もなく、主治医を呼び、死亡確認がなされました。

ひと月後にお悔みの訪問をました。

お嫁様は「義父が亡くなったのは仕方がないが…なんでみんな来てくれないの！」「この時間になれば、ヘルパーさんが来てくれる。」「この日はナースが来てくれる。」それが…突然誰も来なくなってしまいました。


涙がぽろぽろと…

緊張の毎日で、定時の訪問を支えに頑張っていたのだと、その言葉を聞いて改めて気が付きました。

ルート交換の半分は、担って差し上げた方がよかったのではないかと反省しています。

その後は、頑張ってくださるのはありがたいが、医療処置も2回に一回はホッとされるように「こちらでやりますよ。」と。処置よりも精神面でのケアをお願いしています。

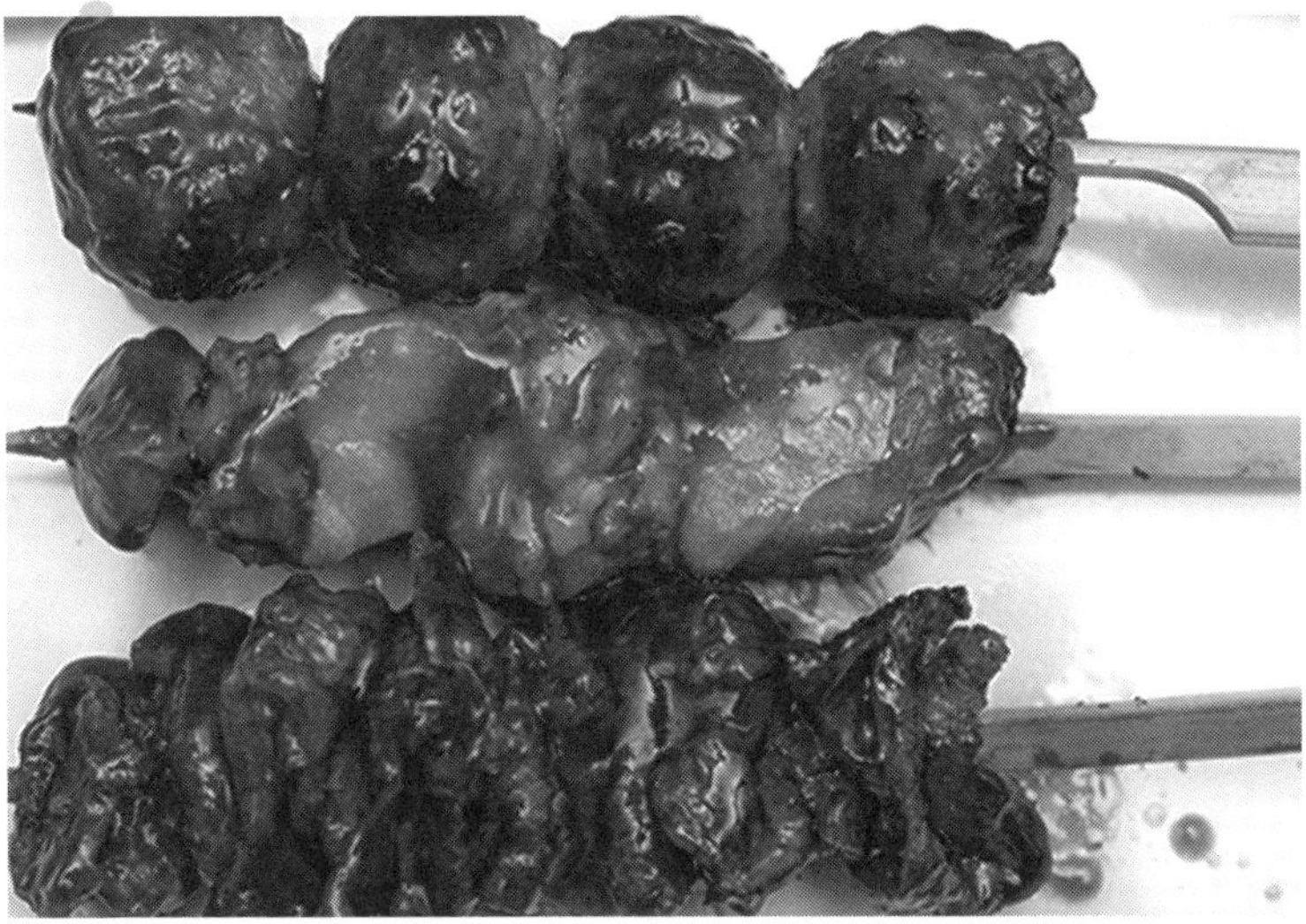

第4章

看取りの心得

◉改めて〝看取る〟ってどういう事なのか？

◎心得ておくべきこと

・〝死〟とは本人の魂意識（深いレベルの意識）が死を選択しないと起こらない。
・死は本人が望んでいるから起こる事。
・人は誰でも、もがいたり、何かにしがみつこうとしたり、全てを変えようとする。
・現在の次元を超えて次の次元に移ることを、在るがままに受け入れて、ゆだねた時に死が訪れる。
・同じ世界に肉体はあるけれども、どこに周波数が合っているかによって、違う次元に移ろうとしていると、普通は見えない死後の世界から、お迎え現象が起こります。
・最後の時に不安なら家族や友人を呼ぶ、または医師や看護師も立ち会うことができます。
・しかし、サービス提供者や医療者は寄り添うことはできますが、寄り添いすぎないようにわきまえています。主人公はご本人でありご家族なのですから。

◎心得ておくと楽にしてあげられる事

本人がなるべく最期まで尊厳を保つことができるように援助を行なう事。

1　食事と排せつが自身でできる援助
2　身の回りや動作が、出来る限り自分でできるように、用具や知恵をアドバイス
3　リハビリの継続と　栄養が取れる為の援助（口腔ケアや姿勢保持）
4　スピリチュアルペインにはエネルギーを変える物を使うと良い
（バッチフラワーレメディ、シンギングボール・アロマセラピー…他）

・それぞれの専門家に聞けば教えてくれます。
・家族で賄えなければ介護保険や医療保険を利用しよう。
・介護用具は積極的に使う事、リースなので必要なものを必要なだけ、状態によってチェンジできます。
・購入の介護用具もありますが、介護保険が使えるので費用負担が少ない

◎心得ておくと楽になれる事

・死を知ることとは、生を輝かせることにつながります。
・誰かに世話にならなくては生きられないとしたら、介護する人に徳を積むチャンスを与えているのだと思うとよい。
・頂いた命を最期まで大切に生きることとは、死にゆく人と見送る人が愛情を与えあうことの価値を学ぶこと。
・私たちには存在の本質（魂？）たる部分があり、それは死を越えてあり続けると思う。

・人は旅立つ日を決めていると思う。近年は休日や家族がそろう時間帯に逝かれる方が多い。家 182 族が見てないすきをねらって行く人もいますが、それは見られていると逝けない人と思うと良い。

・自分はもう旅立つ決心はできているが、家族の心の準備ができていないと、家族が別れを受け入れ、十分に世話をしたと思えるくらいまで、世話になってから旅立たれることもある。

・人間も自然の一部で、死も本来は自然の営みです。元々そういう幸せな死に方を身体はちゃんと知っているのです。枯れ葉が無理なく枝から落ちるように苦痛なく亡くなるのが自然なのです。

・自分が良かれと思って言った事で、生きる力を奪ってはいないか？　その基準は〝愛情があるのかどうか〟

・アロマオイルなどを使って、ご家族やセラピストがマッサージ等することで痛みも軽減、心もリラックス

・がんの緩和医療の技術は優れていて、ほとんどの痛みは取る事ができます。軽い場合はセデスやバッファリンでも十分に効く事があります。

・その種の薬が効かなくても上手に麻薬製剤（医療用に開発された薬）を使うことで、ほとんど痛みを感じないまま死期を過ごすことができる。

・麻薬製剤は不思議な薬で使用量の上限というものがないので、痛みが強まれば量を増やすことができる。

・体質により麻薬製剤が使えない人にはフェンタニルやセダペイン等の類似の薬もあります。

・鎮痛剤が有効でないときにはカウンセリングしながら、癒し系のケアや精神安定剤、向精神薬、麻酔

薬を組み合わせることで和らげることができます。

・それでも死を恐れる人には「最終的には眠りの恵み」を用いることで苦しむことなく逝く事ができます。

・最期のゴールは、生の卒業の時…深い満足と誇りに満ちた晴れやかなものにしたい。

・母親の胸に飛び込むように、または父親や祖父母に「よくやった」と頭をなでて貰いに飛び込んでに逝くと良い。

力を温存して、一気に駆け抜けましょう!!

1 キューブラー・ロス

E・キューブラー・ロス
死にいたる病気に侵された人々の心の支えとなってきた。
1969年著書
精神科医
死の受容モデル
深い心の闇
晩年の心模様
まさに死の間際にある患者との関わりや、悲哀の考察　悲哀の仕事　の先駆的な業績で知られる。
○第一段階
自分が死ぬということは　嘘ではないかと疑う段。
○第二段階
なぜ自分が死ななければならないのか　という怒りを周囲に向ける。
○第三段階
なんとか死なずに済むように取引をしようと試みる段階。
○第四段階
何かにすがろうという心理状態。

何もできなくなる。
○第五段階
最終的に自分が死に逝くことを受け入れる段階
晩年は…

68歳に時、アリゾナに移住した。翌年に脳卒中で半身不随となり、日常生活にも支障が出るようになった。

脳卒中を起こしたとき、神に「あなたはヒトラー並みだ」と言った。そうしたら神はただ笑っていた…と。

たくさんの人を看取ってきたキューブラー・ロスでも自分の死については、提唱してきた「死の受容過程」が通用しなかったようです。

「誰にも心の中にも　必ずヒトラーが住んでいます。それとともにマザーテレサも住んでいます。

死にたいのに、死ぬことができない。死ぬことができず、何もできない状況に怒っていた。

死にうる希望さえも失われている状態。神の不在感。

霊的感想（信仰への絶望）。

キューブラー・ロスとマザーテレサが「看取り」という役割を通して到達した境地とは？

自己犠牲と博愛主義と看取りの正しい違いが分かっているかどうか。

信仰審　道徳　倫理観。

2 腎臓がん末期　通院透析

はじめての訪問は、2月21日土曜日でした。

腎臓のがん末期で「人工透析ができなくなったら、もう2〜3日しか生きられません。こんなことになるなんて」と言葉にならなくて、膝はガクガク、手はブルブル震えながら妻は話してくれました。

本人の意思で無理やり退院し、自宅療養になりました。家族は「先の見えない不安の事」と「精一杯の事をしてあげたい」と話されます。Iヶ月前に余命は2ヶ月と宣告されており、すでにもう一ヶ月は過ぎていて、あと一ヶ月になっています。

不安はさらに大きくなり死のお化けは巨大化しています。信頼のおけるケアマネさんから、在宅療養のチームの一員としてお呼びがかかり、定員いっぱいではありましたが受けることにしました。

家族は大切な人の命をどう守るか、どう介護していいものか途方にくれながらも闘っていました。痛みも増しつつあり、大事な薬も切れかかっていました。

「もうこれ以上は耐えられない」のではないか。妻はそのことで膝や手の震えになって訴えてきたのでしょう。

往診の依頼はすでにしてありましたが、痛み止めの麻薬製剤は残り少なく、至急調達する必要があります。往診医に連絡し受診予約を早めてもらいましたが、キーパーソンの娘さんは仕事で行けません。こういう事に不慣れな妻は、決死の思いで、代理受診することになりました。家族も本人も、麻薬製剤を処方されていましたが、服用の知識はありませんでした。あまりの痛みで、試しにオキシコンチン10

mgを飲ませたところ、2日間痛みがなく過ごせたと言っている事。その他の情報を、代理受診の前に、メールで妻の負担が軽くなるように往診医に送りました。

状態が厳しいことを理解していただき、往診を早めてもらう事ができて適切な処方と対処がされました。痛みのコントロールとともに、お通じのコントロールも行ないます。足のむくみがひどく、足が冷えていたために、家族が良かれと思って貼ったカイロで低温やけどを起こして水泡ができていました。床ずれもできかけており、処置が必要です。まだ座位がとれる状況を考えると、動きを阻害しない、薄手のエアーマットが良いのではと判断しケアマネに調整して頂いた。週3回の人工透析は移送サービスを利用し通院していた。

初日から24日目オンコールがあり、駆けつける。血圧70／50 mmhg、SPO2 88％で意識はもうろうとしてウトウトしています。すぐに往診医にオンコールします。「透析のクリニックからの連絡では、そこまでひどくはないと思ったけれど、もともと水分も取れていないはず、点滴を届けさせるので点滴をしてほしい」と。もともと血管は出ておらず、状態が悪いと血管の確保は難しい。温タオルで暖め、やっと血管が確保できました。

医師は夕方往診し、その日のうちに在宅酸素開始となりました。翌日には、状態が安定してきました。しかし予定の透析は、状態が悪い患者を受け入れるには、設備が整っていないと断られてしまいました。

往診医の手配で、他の透析クリニックを受診する事になりました。前回の透析から3日たっていました。透析をしていても、少しですがオシッコは出ていました。通院の透析はもう無理。入院してターミナルケアをしつつ透析もできるようにと、先生の人脈で彼にふさわしい病院に入院できることになりま

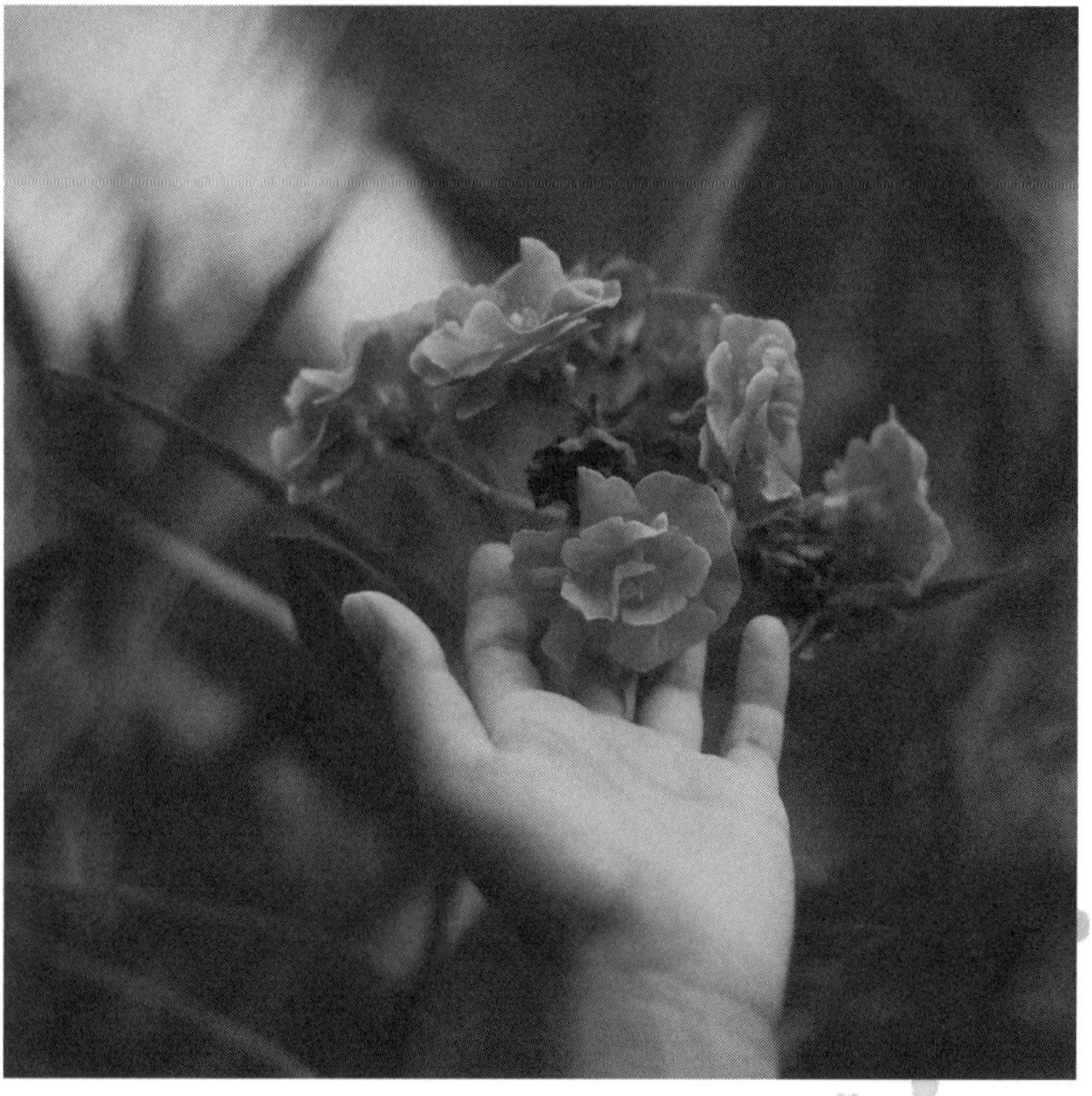

した。

入院前日、在宅最後の訪問を行ないました。訪問を始めてちょうど一ヶ月が経過した日でした。末期の利用者に、訪問看護が最後に何をしてあげられるか。状態はとりあえず落ち着きを取り戻しています。しかし本人はある程度悟っているように思えますが、家族は「まだ大丈夫。そんなはずはない。」といつまでも信じたい気持ちがあります。そんなときできることってなんだろう。医師ではないので薬の処方はできません。しかし医師との連携はできます。しかし最後に必要なのは、不安を解消すること。魂に寄り添って共に死に立ち向かい、ともに痛みや苦しみを分かち合い、不安なく旅立てるように背中を押してあげること。いずれは自分も行く道ですが、不安を少しでも軽くしてあげられるようにしたい。

ナースは直接体に触れる事ができる職業です。辛い時、苦しい時、さびしい時、そんな時には暖かい手で触れているだけでも心が弛み、楽になるのです。そのために直接触る軽擦が最も役に立ちます。最期の時にいろいろやってもらうのはかえって負担になりますが、手を握ったりすることで、スピリチュアルペインからも楽になる事ができます。

数日で旅立たれました。お悔み訪問では「どうなるか不安でしようがなかったが、助かりました。できるかぎりの事はしてあげられたのでよかった。」と。

3　セラピー犬に癒されて

原発性肺癌（ステージⅣ）　発作性心房細動　83歳女性

入院先の病院から「自宅へ戻りたい、最期まで自宅で過ごしたい。」それを支援してほしいと連絡が入り、訪問看護とケアマネージャーのサービスを提供する事になりました。

退院前に病気の進行状態や家族状況などを聞きました。夫は4年前に他界、長男夫婦と同居され、長男の嫁とは母娘のように仲が良い。何をするにも嫁の名を呼ばれるほど関係は良好。3年前より5種類の抗がん剤治療を通院しながら継続していました。

春の気配が感じられる頃に状態は悪化し吐気が強く食事が摂れなくなり、ADL（日常生活動作）も低下し、入院された。1日1本の点滴（本体500cc＋ビタミン剤＋制吐剤）が開始となる、体力も筋力も低下し、ほとんど寝たきりとなり、ポータブルトイレへの移乗もできなくなり、膀胱カテーテルが留置となりました。

痛みがひどく麻薬製剤が大量投与されて、痛みの症状のコントロールが図られ、ひと月半で退院される事になりました。今後は抗がん剤などの治療は中止し、痛みのコントロールや症状緩和を図りながら自宅療養する事になりました。

重病者を在宅に帰す際は通常「退院の前カンファレンス」が行なわれます。退院後の生活や医療体制を整えるために、入院先のMSW（メディアカルソーシャルワーカー）がそれぞれのサービス事業者へ連絡を取り一堂に会するカンファレンスです。

長男夫婦、受け入れの在宅診療所の看護師、担当ケアマネージャー、ヘルパーのサービス提供責任者、福祉用具担当者そして訪問看護の看護師が入院中の病院まで出向き、カンファレンスに参加しました。病院側からは主治医、病棟看護師や師長、リハビリ担当者、MSWが参加。

まずは担当の医師からは病状の説明があり、厳しい予後についての説明がありました。「夏は迎えられない…」と。

食事が摂れず点滴を行なっており、自宅でも継続する事となります。PT（理学療法士）から、ほぼ寝たきりではあるが、ベッド上でできるリハビリ等の説明を受けました。病棟看護師からはケア状況の説明、最終排便はいつか、入浴等の最終はいつか、など自宅に戻ってからのケアの参考になる情報が提供されました。現在使用中のエアーマットレスの種類は何か？褥瘡はあるのか？あるとすればどんな処置をしているのか…等。病院では在宅療養に関して熟知している方はまずおりませんので受け入れ側からも、具体的に詳細を確認しました。

彼女は病気に対して告知されており「治る事はないが辛くなく過ごせれば良い」と考えていました。性格も我慢の人でクリスチャンでもありDNR（蘇生処置拒否指示）を希望されていた。

DNR指示とは「治療を拒否」することではありません。「心肺蘇生を試みない」と言う意味です。それ以外の延命治療は行なわれます。具体的には抗生剤投与や輸血、透析、気管切開のない人工呼吸器の使用などは行なわれます。痛みや不快感を和らげる治療の緩和ケアは積極的に行なわれます。

アメリカでは一目ではっきりとDNR指示を行なった事がわかるように、ブレスレットやネックレスが患者様に提供されていますので、救急隊員はそれを見て事情を了解できます。

地域社会で生活する終末期患者のうち安楽ケアだけを希望する方にとってはとても重要な事です。一般に、緊急事態が生じた場合には、リビングウィルや医療判断代理委任状は有効ではありません。

DNR指示のブレスレットやネックレスを付けている人には、日本のように救急車で搬送された場合

「どこまでの医療を望むか？」と家族や親族に問われることはありません。意思表示していない場合に問われると、死に至る場合自分の責任と思ってしまうので、つい延命を望んでしまう場合がほとんどですが、ご本人が生前より死をタブー視することなくオープンにしているからこそできるのでしょう。病院では最終段階にならないと、なかなか聞かれることは少ないと思いますが、在宅では難病やターミナル状態に近い場合は医師から心肺停止の可能性について本人や家族又は代理人と話し合い、DNRについての決定をします。最後はどう過ごしたいか？どこで迎えたいか？医療的な処置はどこまで希望されるのか？等具体的に話し合いがされます。

最期まで自宅で過ごしたいと考えていても、人のこころは変わるもので、本人の心細さや、身体の苦痛、そして家族の介護疲労や辛そうな様子を見ていられなくなって急遽入院を希望されることもあります。それはそれで仕方のないことだと思うので、退院時カンファレンスの時に、受け入れは可能かどうかもきちんと確約を摂っておきます。

お花大好きな方ですから『退院したら河津桜を見に行きたい』と希望されていました。

退院前カンファレンスから数日後には受け入れ態勢も整い、夕方遅く退院され、我が家に無事に帰りつかれた。すでに病院と同じ介護用ベッドと褥瘡予防のエアーマットレスに横になられ、自宅に戻った実感が湧きホッとされました。到着する時間に合わせて在宅診療の診察がありました。看護は、定期訪問は週4日の予定でスタートしました。先生の診察は週1回あり、平日は毎日医療者が訪問する事になります。

オンコールがあれば夜間・土・日・祭日も訪問できる体制が整っています。その他、ヘルパー、福祉用具、薬剤師もチームに加わり連携して関わる事になりました。

経口からの摂取は、お楽しみ程度のフルーツと副菜共に数口のみしか食べられません。そのため点滴が行なわれます。

痛みが強いため麻薬製剤の量も多く、腸の動きも抑えられ便秘を起こします。食事量は少なくても、宿便等もあり、多少の便は作られます。末期の場合は少しのお腹の張りも苦痛になりますので。下剤や浣腸、温罨法などを適宜行ない不快感を和らげます。

点滴を毎日行なうのですが、状態が悪いと血管の確保も難しくなります。やっとの思いで確保しても漏れやすく、オンコールがあり、差し替えのために訪問する事も度々あります。

膀胱に留置されたカテーテルもあり、ベッド上でも、動きは制約されてしまいますが、自宅で過ごせるという事は、場の力や住み慣れた自宅の臭い、生活音などが生きている実感がわくとともに、生きようという意欲が湧いてきます。

点滴をした後は活気もあり調子が良いが、日々むくみが強くなってきており、毎日の点滴では心臓に負担になるために隔日程度で減量して実施する事になりました。退院前に望まれていた「河津桜」を見に行くことは叶いませんでした。

庭には大切に育てたモッコウバラやゴールドタイムが花盛りで、一目見せてあげたいと、体調が良い時をねらって車いすに移乗し見て頂きました。しかし窓からは一部分しか見えず。

本人が庭に出る事はできないので、私が庭に下りて写真を数枚撮り、Ａ３にまで引き延ばしてご本人に届けました。満面の笑みを見せてくれました。庭の端っこにある四葉のクローバーも見つけてコップに入れて届けました。丹精込めていろんなものを育てておられたようで、満面の笑顔で「あらぁ…まぁ…こんなに！」と喜んで下さいました。チョットしたことが闘病生活に彩りを添えてくれ、ひと時の間は病気の事が忘れられます。

在宅酸素も1ℓから1.5ℓに増量になり、状態は日々変化していました。重だるさが顕著になり、いろんな処置を行なった後の楽しみは、軽くさすってリラックスする事でした。辛い時や苦しい時など、黙って手を握ってもらうだけでも人肌のぬくもりで癒されます。そこにちょっとした工夫を加えて筋肉の緊張をとり、リラックスできる方法を行なっています。循環が良くなると軽いむくみは解消できるし、顔色も良く活気が出てくるのです。

犬が大好きでセラピー犬をネットで探され、チワワのタケチヨ君が週に1回訪問してくれていました。1回60分ほどの訪問です。胸にチョコンと抱っこされ撫でられていました。しかし竹千代君が軽いとはいっても彼女には時間が経つほど重く苦しくなります。彼女の後は、ご家族の癒しを行なってくれていました。その時間が大そう気に入られて、穏やかなとても良い表情で過ごされていました。

外国から介護のために娘様も戻って手厚く介護してくれていました。お嫁様が常に傍に居て、本当の母娘のようにこころ通わされていました。姿が見えないと「さと子さぁん」と呼んで常に手を繋いでいました。

うとうとされる時間が多くなりました。ご本人も夢なのか現実なのか時々話がかみ合わないことがあります。声をかけても目を覚ます時間が少なくなってきました。

お嫁様の疲労が見られた頃に、レスパイトを勧めました。

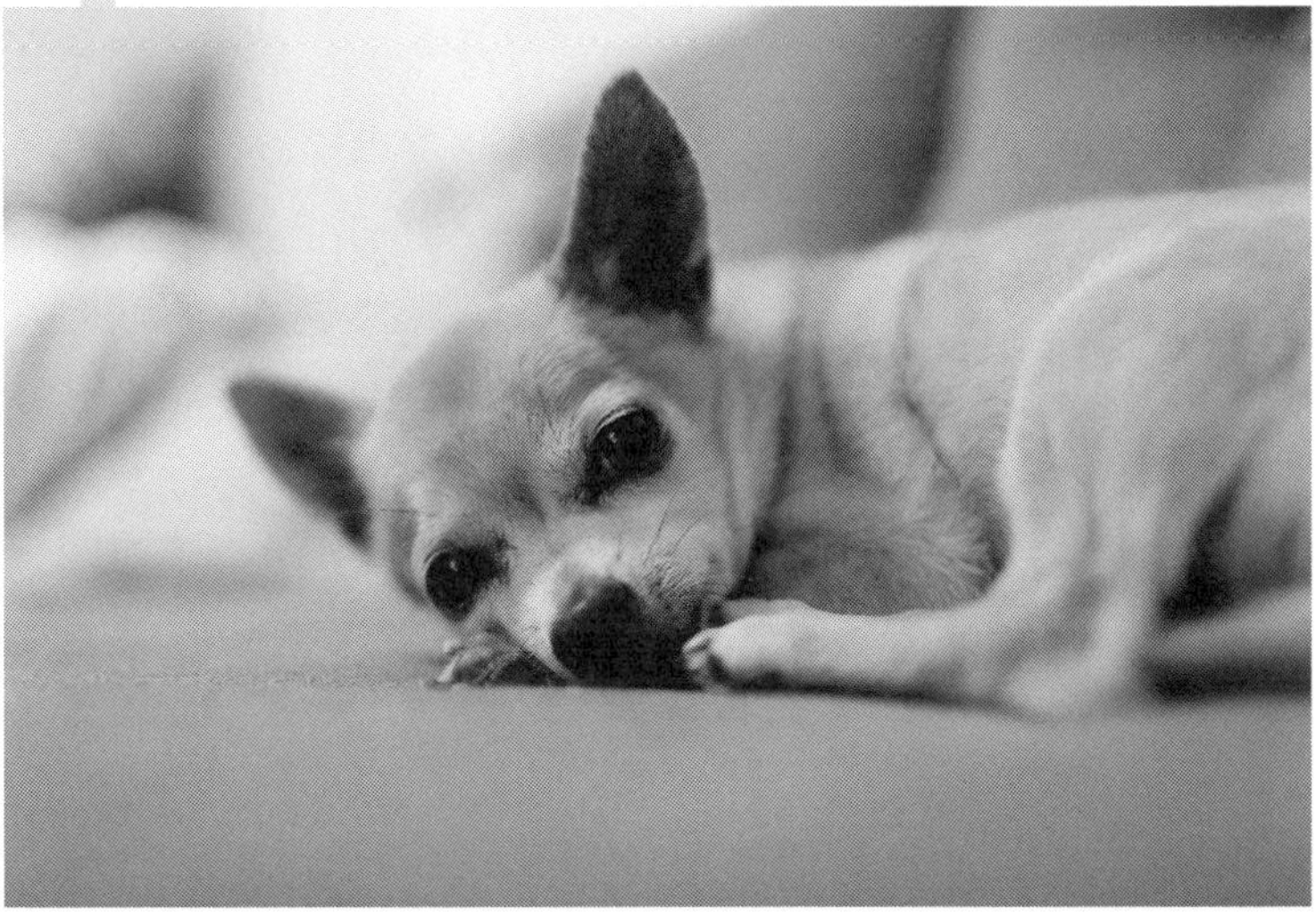

せめて看護師やヘルパーが訪問中は、横になって休まれることを勧めましたが「大丈夫！私の代わりはいないから…。」

清潔ケアやリラクゼーションケア等のターミナルケアを行ないながら「そろそろマリア様の所に…この世からあの世への重心が移りつつある」事をお伝えしました。ご家族全員で、自分の事よりも彼女の事を最大限大切に、毎日が充実するように頑張っていました。

喉元でゴロゴロと唾液をうまく飲み込めず音がし始めました。在宅酸素をされていることもあり、手や足にはそれほどチアノーゼはありませんが、時間が迫っているのを身体は教えてくれています。

ゴールデンウィークでも毎日訪問していました。当日はいつもより覚醒されていて、やや息遣いが荒く酸素を上げて様子見ていました。亡くなる前は一瞬元気になりますのでいつでもオンコールがある心づもりをして、家族だけの時間を作りました。

夕方、お嫁さんからオンコールあり訪問しました。着いたらお嫁さんは泣きじゃくっていました。

「牧師さんの連絡のために、ほんのちょっと数分間離れた時間に逝ってしまった。あれほど私の事をいつも呼んで、いつも手を離さないで繋いでいたのに…なぜ?どうして?」と嗚咽を上げながら泣きじゃくります。

それはね「傍に居られたら逝く決心がつかないので…いない時をねらっていたのかもしれませんね」「そおっと逝きたかったのだと思いますよ」「皆様に心から良くしてもらって一番幸せな旅立ちですね」とお伝えしました。

徐々に落ち着いてこられて「そうかもしれない」と自分を納得させていました。

数日前に牧師様は来られて、その時には落ち着いてお話されていたと伺いました。亡くなった日は日曜日でしたので「安息日でもありマリア様に祝福されての旅立ちですね」と。気持を持ちなおされ、明るい表情になりました。

「朝はアメリカの娘さんともスカイプでお話もできました。」

そして「今日もタケチヨ君が来て、癒されて逝きました。タケチヨ君ともお別れが出来て良かったです。」

ご家族の介護をねぎらい、ご本人の旅立ちのお手伝いをしました。

ご家族と思い出話やエピソードなどを話しながら、丁寧に清拭や洗浄を行ないます。熱いタオルを絞ってそれぞれに手渡し、直接肌に触れて、拭いていただきます。徐々に冷たくなっていく身体を実感しながら、お別れをすることで生前の色んな思いを昇華させて、これからのご家族が、前に向かう気力を後押ししてくれる…と思いながらサポートします。

お気に入りの赤いブラウスと着物をリフォームされたベストとロングスカートにお召し替えされました。

一月ほどして、グリーフケアのための訪問に参りました。クリスチャンの方にはお線香はありませんが、お香を時々焚いていただこうと沈香のセットを持参しました。「至上の香り」とされており、とても良い香りが漂ってご本人様が喜んで下さっているように感じました。

泣きじゃくっていた嫁様も息子様も、逝去された当初は悲しみが深かったのですが「2カ月弱の間しっかり介護したので悔いはない」と話されておりました。

庭の写真を娘様にも送りたいとの事で差し上げました。咲き乱れた花々の写真がご家族のこころも癒してくれていました。

4 自分の死を予測しすべてを整えていた人

公道に車を止めて、ハーブガーデンの脇道を辿ってグリーフケアに担当ナースと訪問しました。摘みたてのハーブティと手作りの夏ミカンのピールをいただきながらお話を伺いました。

「あの人は本当に幸せな人です。」

地域の人たちにも慕われていて、たくさんの友人がいてよく友人たちが訪ねてきてくれていました。そのおかげで、彼がいなくなっても、私もさびしくなく過ごせています。

あの最後の日、お電話いただいたのでした。あの日は朝から調子が悪かった様子。でもお風呂（訪問入浴）には入りたいと希望して入りました。入った後は、いつになくぐったりしていて、食べさせてもらう人ではないのだけど、嫁に千疋屋のゼリーを口に運んで食べさせてもらっていました。どうして甘えているのだろうと思ったけど、その後の昼と夜は、私が食べさせました。本当に具合が悪かったのですね。

夜に電話をもらったのですが、気持ちよく寝ているとばかり思っていました。電話の後、部屋に入ったら、ぱふぅー、ぱふぅー、ぱふぅーと3回大きな口をあけた後、呼吸が止まったのです。慌てて息子に電話したら、救急車を呼べというので、呼んだら、すでに亡くなっていたので、死亡確認をしてもらうために市民病院に運びました。その夜は警察に泊まることになってしまったのです。

結局は自然死ということで返してもらいましたが、本当にびっくりしました。

「真謝さんに「変化があったら、電話を」と言われていたにもかかわらず慌ててしまった。気にかけて頂いて、本当にあの人は幸せでした。亡くなった後もすべて私が慌てないようにと手続きのことなど全て遺書に書いていました。いつ書いたのかわからないのだけど用意周到でした。」

私たちにも挨拶状が用意してありました。せめてもの救いは、日付が入っていなかったことです。療養中に覚悟を決めて、家族が困らないように、そして関係者にも心がこもった挨拶状を用意されていました。

最初に彼に会ったのは、前年のハーブガーデンに〝キツネノカミソリ〟が咲いている頃でした。住宅地の傾斜地で見かけたことはありましたが、大きくて立派な〝キツネノカミソリ〟に驚きました。ハーブガーデンも興味があったので訪問も楽しみでした。地域包括からの依頼で訪問したのですが、事前の情報とは違って、見た感じは、苦しそうにしていました。しかしバイタルは酸素濃度も脈も血圧も正常でした。これはどういう事なのか？体の中はどうなっているのか？精神的なもので、不安からくる症状なのか？

事前情報では、内臓はほとんど手術で切除されており、何があっても不思議はありません。しばらくは訪問していたのですが、事務所の移転が決まり遠くなってしまいます。近くの訪問看護ステーションに移行するのが緊急時の事も考えると最良だと考え、本人や妻の了解を得た上で近隣のステーションに移行する事になりました。また、往診の医師も必要と判断し、柔軟に対応してもらえる、在宅診療のクリニックに依頼をし、紹介状などの手配を行ないました。その後は新しいところから訪問診療と訪問看護が始まり安心しておりました。

なんとなく気になりながらも半年が過ぎた頃、地域包括から連絡が入り、病状が安定せず、たびたび入退院を繰り返されていると。遠くてもいいから、ケアマネと訪問看護を引き受けてもらいたいとの事でした。遠方ではありますが、気になっていた事もあり、再開する事になりました。

以前とは異なり、ほぼ寝たきりになられていました。リハビリが希望とのことで、看護師で理学療法士のナースが担当になりました。彼が希望するリハビリを開始します。入浴も希望の一つでしたが、自宅の風呂には入るのは難しくなり、訪問入浴にチェンジする事になりました。それから2週間後の出来事でした。

彼はついに、したためた挨拶状に記載してある通りになってしまいました。

その当日の昼ころから、私の右腕は異常なほど、重くなり痛みもひどくなっていました。片手の力では動かすことができずに左の手で支えてやっと動かすことができる状態でした。いつも誰かが亡くなる前には痛みがあるのですが、この日はいつもよりも身体症状が酷かったのです。誰がこの状態を引き起こしているのか…。案じていると、虫の知らせなのか、フッと姿が浮かび、電話をしないではいられず、夜8時前に電話を入れました。「具合はいかがですか？　なんとなく気になって電話しました。」「変化が有ったら慌てずに私に電話を下さいね」と伝えたところ「今日は調子が悪くて…解りました。」

面前で呼吸が止まったのを見て、妻はパニックになり慌てて救急車を呼んでしまったのです。

逝去の連絡が入ったのは翌日の朝9時でした。　訪問入浴からの連絡もなかったので予測できないほどの急変だったようです。

彼は私の腕にすがって知らせてくれていたのでしょう。

ある日その事を研修先の講師に伝えたところ、彼女はこう私に告ました「あなたは、助死師(444)なのよ。」


利用者様が亡くなる前に、身体が、何とも異様な感覚に包まれる事が多くなってきているのです。その方を看取った後にスウッと軽くなる現象が続いていました。

がん末期などの重傷の方は退院前にＭＳＷから依頼が来ますが、その前から私には身体症状がります。世俗の世界では理解できないが多分縁のある方だろう。「もうすぐ新規の依頼がきそうよ。」と言っていると実際に数日後にサービスの依頼が来るのです。

インターネットで「助死師」について調べてみました。まだそのような人がいるとは書いてはいませんでした。しかしそんな人が必要とされている、と。

訪問看護を始めて7年が過ぎ、8年目を迎えようとしていました。平均毎月二人の看取りを行なって来ました。自宅での看取りもありますが、最後は病院の選択もあります。いずれにしても、最後の死への旅立ちを手伝うようになっているらしい。それが助死師というものらしい。

妻は、しっかりと夫が望む介護をされていました。悲しみはあるものの、落ち込む事はなく、できるだけのことはしたという思いがありました。これから、彼女はハーブガーデンに打ち込み、自分の人生を全うされるのではないかと思います。

後日の電話では、最近は「ご近所さんが頻繁に訪れ、お茶を出したり、御茶菓子作ったり、おしゃべ

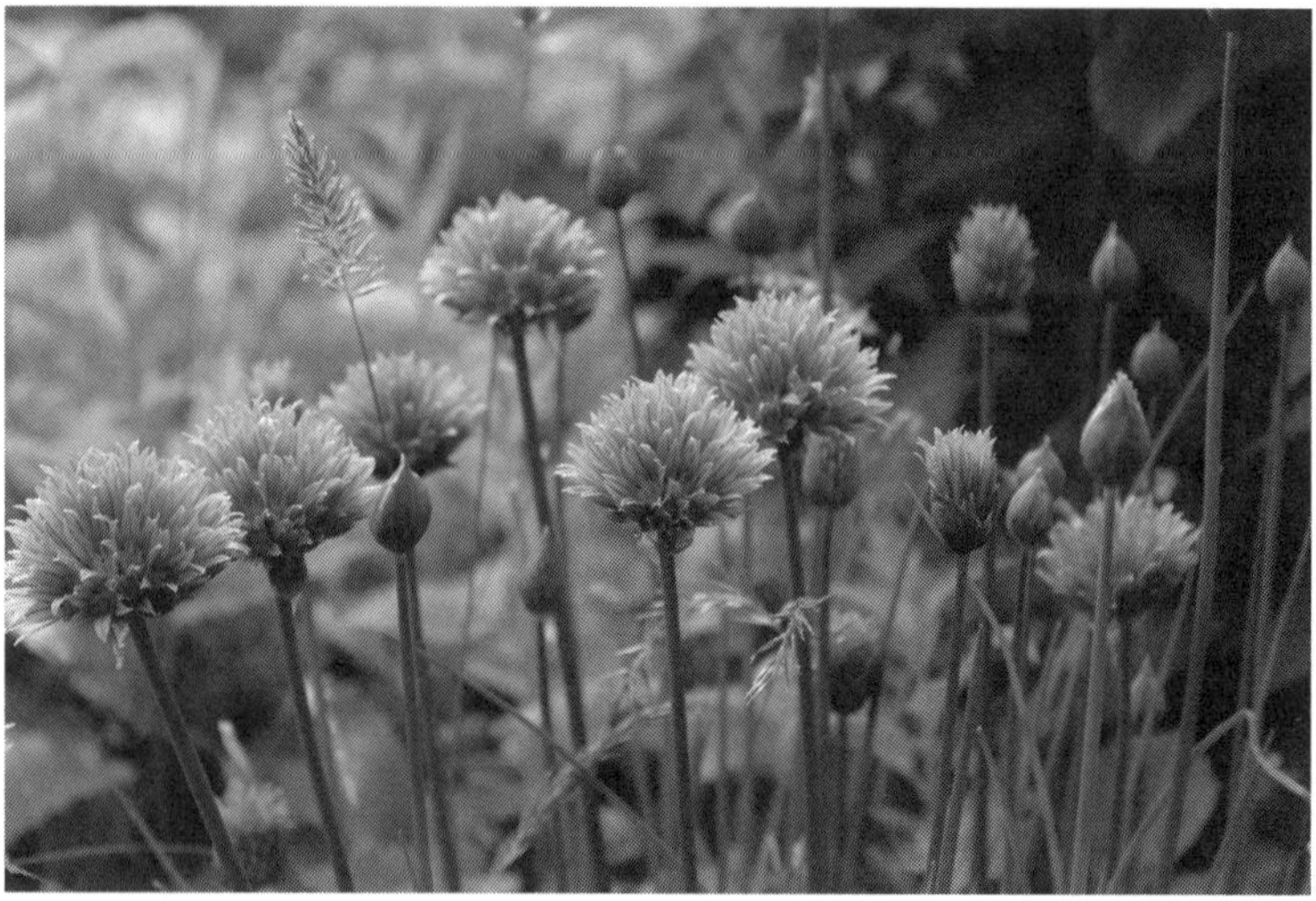

りしたり結構忙しくしています。」と明るく弾んだ声でした。ほっとする一瞬です。

5　一羽のカラス

看護学生が訪問看護の実習に来ていて、同行していた日の出来事です。インターホンを鳴らした時に、カラスが庭にいてカァカァと鳴きながらこちらを見ていました。なんと不吉な…イヤーな予感。午前の訪問で主治医に状態の報告を行ない、夕方に看取った方です。

伺うと、もう時間がない状態でした。二階にいる娘さんとのやり取りはメールでされていました。85歳になられるのですが、メールを使いこなしていました。

がんがある訳でもなく、老衰の状態でした。

状況は彼女自身が一番理解されておりました。悲観する事もなく淡々と過ごされています。「暮らしの延長線上に死がある」のを実践された一人です。

旅立つことも早々に覚悟されており、自分が死んだときの衣装のセットが2つ用意してあります。夏バージョンと冬バージョンです。

自宅で過ごすことを希望され、セットの中には、死後処置用の綿までも入っていました。こんな方は初めてだったのでびっくりでしたが、何とも潔い方だと感心してしまいました。

亡くなり方も、自然にソフトランディングの着地でスゥ…と苦しむことなく旅立たれました。浮腫のケア、清拭等清潔ケア、傾聴し心を受け止めるケア、家族への指導などをメインに行ないました。家族も悲嘆にくれることなく淡々と受け止めていました。

あのカラスは看護学生には見えなかったそうですが、私があまりにもはっきり言うのでいなかったとは言えなかったそうです。

他の家では、終末期になると、門扉を開ける時や玄関ドアを開ける時など、御香の臭いがする事は度々あります。

誰もがそんな状況を感じている訳ではないようなので、その後は黙っていることにしました。

6 急性白血病 92歳

今までお産の時以外医療的なものは受けたことがありません。夏バテで食べられなくなっただけとおっしゃる元気な92歳の女性。年相応をすこし越した程度の認知症があるようです。

年齢も高く骨粗しょう症で近医を数カ月に1度受診しているが、検査など1度も受けたことはありませんでした。

6月中旬頃より食欲はなく、水分だけは摂れているものの固形物はあまり摂取していないのを娘さんが心配し、6月末に在宅診療のクリニックに電話されて往診に繋がったといいます。

往診の先生は早速訪問して下さり、在宅でできる範囲の検査が行なわれました。

理学的所見で心雑音はあるが、その他の所見は取り立ててなく、うっ血性心不全の疑いという事でした。

心エコー&腹部エコー（在宅でエコー検査もできます）も行なわれたが、特段の所見はありませんでした。

初回の検査ではそれ程の異常数値はなく、血液検査では貧血程度でした。嘔吐が治まらず、原因を探るために、市民病院でCT検査を行ないましたが、左下葉肺がんの疑いと間質性肺炎を指摘されて帰宅しました。そこでも嘔吐の原因ははっきりせず。

それから半月ほどしての血液検査の結果で、白血球の数値が急激に64900まで高くなり、骨髄芽球94と高く「白血病の疑い」の診断となりました。食事が摂れず水分は100cc程度。発熱・嘔吐を繰り返すので、抗生剤と水分補給のために点滴を開始する事になりました。

出血傾向が出現してきたために、血管からではなく、お腹の皮膚の下に刺す皮下点滴に切り替えているとの事。毎日点滴が必要でクリニックのナースと組んで半分くらい点滴を手伝って欲しいと。

9月3日から訪問を開始しました。バイタルサインは血圧低め安定。血液の酸素濃度も良好。熱もなく、脈拍も落ち着いています。一見元気そうに見えるので、訪ねてきた親戚や姉妹たちが「『なーんだ！元気そうじゃない！』と私の言う事を信じてくれない。」と娘さんは愚痴をこぼしていました。今日は8人も来訪者があり、本人は気を遣って元気そうに振舞われていたものだから、皆が帰った途端に体力気力を使い果たして、処置後スーと入眠されました。

翌朝訪問すると「夜中に背中が痛い、足が痛い」と言うので一晩中さすっていました。娘さんは疲労困憊の状態です。

倦怠感と右足の痛みを訴えます。確かに右足には内出血があり痛いといいます。湿布を貼って痛みと熱感を和らげます。右足の裏側も痛いというので、面積の広い部分を使って臀部からふくらはぎまで押圧をすると「あーそこそこ！そこが痛いのよね！」「最高に気持ちが良い！」と喜んでくれました。

急激な体調の変化で、介護用ベッドやマットレスの調整ができていなくて、ケアマネに直接連絡し、大至急ベッドの移動と2モーターを3モーターに変更し、床ずれ予防のエアーマットレスを導入してくれるように依頼しました。

大体の所が、ベッドをどこかにくっ付けた状態で設置しています。身体を自力で動かせる人はそれでよいのですが、自分で動けなくなると、ベッドの周囲を開けておかなくては、介護しにくくなり、腰を痛める原因にもなるのです。

特に頭の部分が壁に付いていると、背中を上げる度に、徐々に身体が足元に下がってきてしまいます。

頭の位置がずり下がっていると、うまくポジショニングが取れず、ご本人も苦しく、床ずれの原因になったりするので要注意なのです。

中2日間はクリニックの看護師が訪問しました。連絡を取り合い、情報を共有しながら訪問し、処置を行います。

嘔吐は相変わらずだが、シャワー浴などは点滴の留置がない日に、体調に合わせて行ないました。出血傾向が酷くなり、腫れや内出血の範囲も拡大しています。湿布は気持ちよいと喜んで下さいます。

病状は日々変化しています。意識レベルも低下しつつあります。

寝返りできなくなり、臀部のただれが出現し、自宅にあった軟膏を塗ります。

夜間も昼間も身の置き所のない苦痛を訴えるため、娘さんはその度にさすったり少しでも楽に過ごせるように世話を焼かれているのですが、そろそろ限界にきている様子でしたので、その日の報告で主治医に、痛みが始まっているので、苦痛が取り除けるようにお願いしました。

向精神薬と痛みを軽くするような薬が処方となりました。

尿が出なくなり、膀胱カテーテルを留置したいが、無意識に自身で引っこ抜いてしまうリスクが高く、出血の可能性が高いために、訪問看護の時に導尿を行なう事になりました。

導尿を行うと、点滴が入っていることもあり、１５００cc程出すことができました。

多量の尿がましたが、血圧の低下なく、ほっとします。

９月10日、今朝から右半身の軽度の麻痺が出現しています。血液の酸素濃度も少し低下してきています。

ご家族は毎日誰かが訪れてにぎやかです。娘さん一人でお母様も訪問客も応対するのは大変なので、次女様が泊まり込んで助けてくれています。

良かれと思って訪問してくれるのはありがたいが、それを世話するのは大変なので、手伝うつもりで来てくれるとありがたいと思いますね。

翌日はクリニックの訪問の日でしたので、気がかりではありましたが、大丈夫！と自分に言い聞かせていました。しかし21時８分に永眠されたと、主治医から連絡が入りました。

それから駆けつけて、御姉妹とたくさんのお湯を準備し、皆様にこころを込めて身体を拭いていただき、お別れの言葉をかけて頂きました。

生前お気に入りの洋服に着替えました。やはりパジャマ姿とは違ってとても元気に見えます。「父親の時は病院だったので、こんなことはできなかった。」「家では丁寧に一緒にやっていただけて、気持ちの整理もついてよかった。」と口々に言っていただきました。

訪問からわずか11日目の旅立ちでした。私たちの訪問は7日でした。

地続きにある隣の家に住んでいる娘さんはパニック障害的なものがあり、自宅から歩ける距離程度でも、人通りが少ないと外出できるのですが、そうでないと出られません。

葬儀に出席できるかどうかが大問題だと。

レスキューレメディを差し上げました。それを手に握りしめていたそうです。

一月ほどしてお悔み訪問し、お線香を上げて、隣に招かれてお茶を頂きました。

レメディの後押しもあって、いつもよりも行動範囲を広げるチャレンジをしたと聞きました。

多趣味な方です。小さい小物や手作りの物がたくさん飾ってありました。詩集も出されている才女です。

その後のＸｍａｓには姉妹で作った、心のこもったお菓子や小物を贈って下さっています。

こころが通じるのは期間が長いとありがたいですが、短い間でも大丈夫なのだと改めて思われたケースです。

助産師とは

助産行為の専門職

妊娠、出産、産後ケア、女性の性保健（婦人科検査、家族計画、更年期ケア）新生児ケアなど。

各時期において必要な監督・ケア・助言を行ない、自分自身の責任において分娩介助をし、新生児および乳児のケアを行なうことができる。

予防的措置、母子の異常な状態の発見、医学的援助を得ること、医学的援助が欠如している場合の緊急措置を含む。

助産師は家族及び地域社会の中にあっても健康カウンセリングと教育に重要な役割を担っている。家族計画および育児にまで及ぶ。

日本では、

助産、妊婦、褥婦もしくは新生児の保健指導を行なう事。

臍帯の切断、浣腸、その他助産師の業務に当然付随する行為。

取上婆　子安婆　産婆とも言われていた。

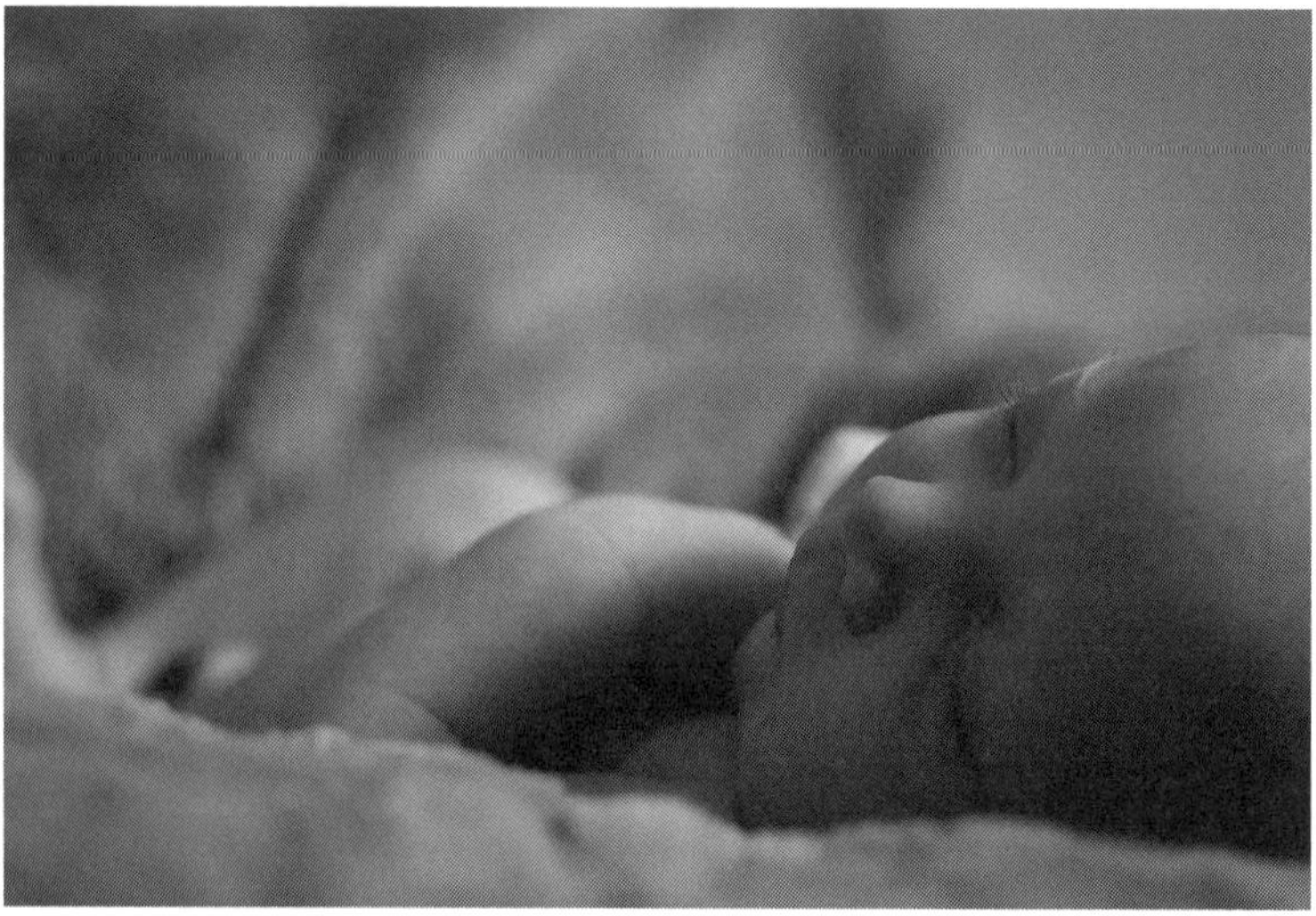

8　助死師の心得

・人は必ず、最期があると心得る。
・人の死は、悲しいものではないと心得る。
・最期良ければ全て良しと心得る。
・一人で抱えない。仲間を持とう。
・死をタブー視しないで、明るく話せる知識を持とう。
・早めに旅立ちの話ができる関係を作ろう。
・お悔み訪問等で、気持ちの整理ができて完結する。

9　すい臓がん末期　本人には余命は告知しないで

大学病院のエレベーター前でバッタリ知人に会った。キャンナス（訪問ボランティアナースの会）の打ち合わせに行く途中の事でした。

「親父が入院しているんだ。がんだってさ、あんまり良くないんだって。」「そう、良くないの？心配だね。退院する時は、声掛けて。力になれると思うよ。」と知人夫婦に伝えて打ち合わせに向かいました。

数日後、電話がかかってきました。

「おやじ退院することになった。どうしたらいいかなあ？」「主治医と今後のことを打ち合わせするので来てほしい」知人兄弟と主治医に会って退院にあたってのカンファレンスが行なわれました。

「もう治療の段階は終わっています。」「一度家に帰って過ごされたらどうでしょう?」

彼らには病状や予後の説明はされていたが、本人には病名は告知されていても、余命に関しては伏せておいてほしいと兄弟は希望されていました。

「あと四か月なんて、とんでもない。」「最後まで内緒にしていてほしい。」

本人は「こんなに辛いのに、帰るなんて考えられない。5分と同じ姿勢ができないくらいにつらい」と。

「痛み止めの薬を変えてもらう時期に来ていると思いますよ。そうすれば楽になるので退院までの1週間の間に調整してもらってくださいね。」

今まで拒否していた薬だが退院できるならば…と受け入れることになり、その日から麻薬製剤が始まりました。痛みは止まり、嘘のように活動的になりました。石橋を叩いて叩き壊す位に慎重で、隣に行くにも不安で自信がありません。そんな彼を無理やり隣のセブンイレブンに連れ出しました。翌日から一人で買い物に行けるようになりました。徐々に出かけることが多くなりました。すでに3か月が過ぎましたが自宅にいる事で、免疫力は上がっているようでした。彼は元気になってきました。巨人が大好きで多摩川の練習場の所まで歩いて行って来たと話します。その頃のアルバムを出してきて、楽しそうに身振り手振りで話して下さいます。

ご本人は通院の際、主治医に抗がん剤を頼みましたが、「体力が落ちるから今のままで」と告げられ、2~3日はショックと不安で異常な行動でした。しかし表情は一変しました。スッキリ、シャキッとして、「後1週間で死んでも悔いはない。もう覚悟はできている。」としっかり向き合って落ち着いた口調で語りました。

長男と同居ですが仕事で不在のため、ケアマネやヘルパー・ナース達が彼を支えていました。まったくベッドから動くこともできなかったのに何を思ったのか、「一時間かけて駅まで歩いた」。禁止されていた肉が食べたいと、ヘルパーと買い物に行き、食べられるだけ（2〜3口）食べました。

それから数日後、早朝に連絡が入りました。

「おかしいんです。夜中にがたがた動き出したり、わけのわからないことを言い出して、転んで顔を打ったりして。午前中はいますから来てください。」

眼は宙を向いており、つじつまの合わない話。血圧も酸素濃度も下がり始めていました。自宅で看取りたいが、男所帯では無理だろうと判断しました。

「病院に行きますか？」息子さまは「それを相談したかった。」往診医に連絡し、入院の手筈を整えます。本人には「食べられないので点滴してもらいながら、原因を検査してもらいましょう。花見には帰ってきてね、約束通り弁当持って見に行きましょうね。」と言うと納得されました。家で看取る事だけが最良ではありません。その人それぞれの生き方、家族の状況、それぞれの考え方でよいと思います。本人も家族も一番納得のできる状況を冷静に判断するのも、私の仕事だろうと思いました。

貧血が酷いが、造影検査はできません。輸血が始まったと知らせが入りました。

「たぶん脳に転移し異常な言動が始まったのではないか」定かではないが、私もそう考えていました。

それから10日後の朝10時前に、「今親父が旅立った」と連絡が入りました。

その日のスケジュール訪問を終え、咲き始めた桜の一枝をもって、自宅へ行きました。隣の夫婦が来て葬儀などの打ち合わせがされていました。

「お花見約束していたんだって」「そうなのです、残念ながら間に合わなかったので桜の枝を持ってきました。」コップに差し霊前に供えました。彼は今にも笑いだしそうな穏やかな表情でした。男どうしで今までゆっくり話をすることもなかったそうでしたが、退院してからの4か月、いろいろなことを努めて話をする時間が持てました。入院してからは、兄弟二人で交替し夜は付き添っていたので、親孝行もできたと思います。

医者ってすごいと思うよ。後4か月、その通りだった。2人ともにできる限りの介護をしきったと話されました。あの日エレベーター前で出会わなければ、自宅で介護するなど思わなかったと思います。ヘルパーやナースに来てもらって、元気になって、温泉に行こうかと話し合っていました。短い間だったけどいい日が過ごせていました。親孝行ができてよかった。彼岸に逝ったのは、母が迎えにきたのだと思います。これでよかった。

10 療養環境を整えよう

退院前に、ケアマネージャーがご自宅を訪問し、必要な福祉用具や住宅改修などのお手伝いをします。もちろん必要がない方もありますが、その方に合った環境を整える必要があります。

○住宅改修について

浴室の手すりや、なるべく生活スタイルを崩さずに、転ぶことが無いように整理する事も必要です。

○医療用具について

がんの末期や難病、老衰いろいろありますが、御世話が必要な方はなるべくお風呂やトイレ等が近くて家族も近くにいるところが良いでしょう。

妻が介護する場合、同じ部屋にベッドを入れる方が多いのですが、２台並べるよりもＬ字型にセットすると、空間が広くなり、車いすやポータブルトイレ等も置けるし生活動作に余裕が持てます。そして何よりお互いの距離が少し遠くなり余裕を持って介護を続ける事できますのでお試しあれ。

おわりに

理想を掲げ、軌道に乗るまでは寝る時間を削って仕事一筋で突っ走ってきました。

人様の看取りはできても、遠く離れた伊万里の母を看取ることは残念ながらできませんでした。通りかかった近所の方が草を枕に倒れている母を発見し、救急搬送されたのですが戻らぬ人となりました。大好きな草取りをして苦しむことなくピンピンコロリと逝けて、気丈な母らしい死に方だったと感服です。

重症者も多く、オンコール対応で緊急携帯は24時間いつ呼ばれても良いように、寝る時もトイレも風呂にもいつも連れ添って過ごしていました。数年経過し、そこまで緊張して過ごさなくても良いのではと、チョット肩の力を抜いてみました。トイレや風呂へのお供はやめましたが、着信があればかけなおすことで何ら支障はないことが分かりました。具合が悪い方にはその日のうちに、対策を伝えておくと電話は鳴りません。

さすがにターミナルの方の具合が悪い時は待機状態ですが、だんだん予測ができるようになり「今日は大丈夫」「そろそろ…かな」等の判断もできるようになります

麻生区メインに活動していますが、最寄りの新百合ヶ丘駅から新宿まで小田急線で30分と皆様がイメージされている川崎とは程遠い環境です。住宅街で裕福な方が多く必要な備品も豊富でやりや

すいお家が多いです。介護している方の知的レベルも高く、理解度も高いので恵まれていると思います。

ところ変われば事情も変わるもので、おおらかに読んでいただき、何らかのお役にたてれば幸いです。

２０１７年に、訪問部門では神奈川県内で初めてとなる「かながわベスト介護セレクト20」に選ばれ副賞１００万円を頂き、皆で温泉旅行に行って参りました。スタッフの結束はさらに深まり、日々在宅支援にまい進しております。

10年ほど前に出版のお話を頂きましたが、ついつい時が過ぎてしまいました。一昨年末頃より少し原稿に向かう時間がとれるようになり、過去の資料を引っ張り出し、情景を思い出して載せております。１００人１００様のドラマがあり、スタッフ一同成長させていただきました。利用者様そしてご家族様、関係者の方々に深く感謝いたしております。

また出版を勧めて下さったソウルツーソウルの荻野麻里さん、BABジャパンの東口社長さま、企画出版部の原田伸幸さんにひとかたならぬお世話をいただきました。

心からお礼を申し上げます。

合掌

２０２０年1月

真謝清美

著者プロフィール
真謝清美（まじゃ きよみ）

ケア工房・真謝代表。正看護師。主任介護支援専門員。ボディワーカー。助死師。東京厚生年金病院の病棟に勤務した後、新赤坂クリニックにて人間ドック部門で医療のサービス業を習熟。子育て中は生命保険の営業職を10年間務める。2002年神奈川県川崎市に「ケア工房・真謝」を立ち上げ、これまで約300名以上の在宅死を看取り、延べ1000人以上の家族と看取りの場面を共有してきた。

装幀：天野誠
本文デザイン：リクリ・デザインワークス

看取りケアの本 心と体をやわらげてあげる心得

2020年3月10日　初版第1刷発行

著　　者　真謝 清美
発 行 者　東口 敏郎
発 行 所　株式会社ＢＡＢジャパン
〒151-0073 東京都渋谷区笹塚 1-30-11 4・5F
TEL　03-3469-0135　　FAX　03-3469-0162
URL　http://www.bab.co.jp/
E-mail　shop@bab.co.jp
郵便振替 00140-7-116767
印刷・製本　中央精版印刷株式会社

ISBN978-4-8142-0273-7　C2036

BOOK Collection

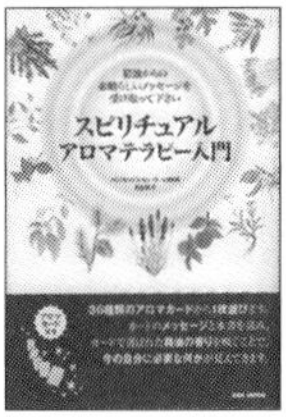

スピリチュアルアロマテラピー入門

本書に綴じ込まれた、36 種類のアロマカードから 1 枚を選びます。カードのメッセージと本書を読み、カードで選ばれた精油の香りを嗅ぐことで、今の自分に必要な何かが見えてきます。アロマを活用した「自分探しと、癒しの書籍」です。■内容：スピリチュアルアロマとは?／スピリチュアルアロマカードの使い方／ 36 種類のスピリチュアルアロマ／スピリチュアルアロマの活用法／他

●吉田節子 著　●A5判　● 178 頁+アロマカード 36 枚
●本体1,800円+税

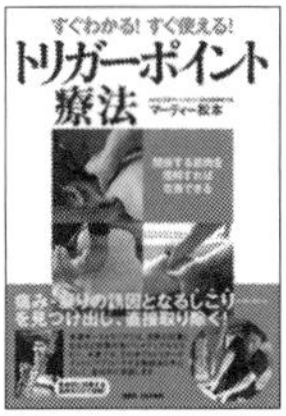

すぐわかる！すぐ使える！

トリガーポイント療法

「関係する筋肉を理解すれば改善できる」 オーストラリアでは、保険の対象となるほど効果の高いリメディアルセラピー。中でもトリガーポイントにアプローチする施術法を中心として、症状別に解説します。トリガーポイントとは、痛みや不調の原因となる筋肉の硬結（しこり）。そこが引き金（トリガー）となり、離れた部位にまで痛みを引き起こすポイントの事を指します。

●マーティ松本 著　●A5判　●180頁　●本体1,600円+税

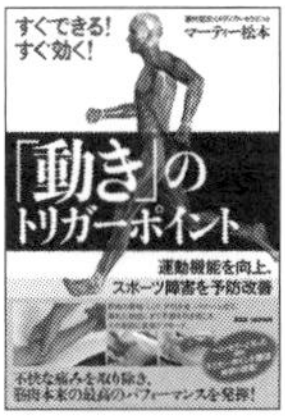

すぐできる! すぐ効く!

「動き」 のトリガーポイント

運動機能を向上、スポーツ障害を予防改善

不快な痛みを取り除き、筋肉本来の最高のパフォーマンスを発揮!　筋肉の硬結（しこり）が引き金（トリガー）となり、離れた部位にまで不調を引き起こす。その原因に直接アプローチ。本場オーストラリアでは、保険の対象となるほど効果の高い治療的セラピー。不調の誘因となるしこりを見つけ出し、リリースする!

●マーティ松本 著　●A5判　●212頁　●本体1,700円+税

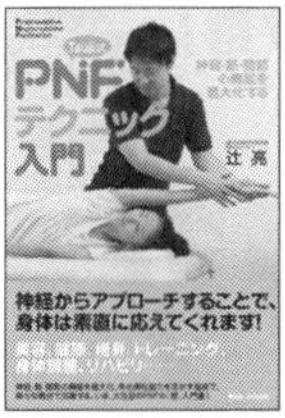

神経・筋・関節の機能を最大化する!

Tsuji 式 PNF テクニック入門

神経と筋肉の仕組みを使って、楽に、的確に、そして効率よく施術できる……、それが “PNF”。リハビリテーションの手法として考案され、アスリートやダンサーのトレーニング、身体調整法として発達した施術メソッドです。受ける側に無理をさせず、施術する側も力を必要としない技術と理論です。

●辻亮 著　●四六判　●211頁　●本体1,600円+税

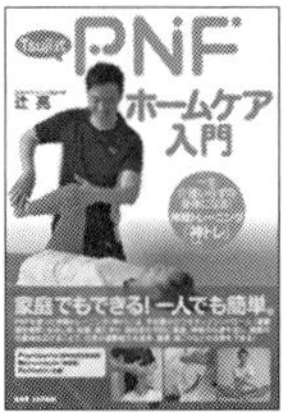

一生介護いらずの身体になる！
神経トレーニング 「神 (しん) トレ」

Tsuji 式 PNFホームケア入門

PNF を使った神経トレーニング（神トレ）は、今話題のロコモティブシンドローム（運動器症候群）をはじめ、転倒、寝たきり、認知症の予防に最適。神経の伝達を促し、関節の可動域を広げることで、日常の運動能力を高め、腰痛・肩こりなどの改善もできます。

●辻亮 著　●A5判　●168頁　●本体1,700円+税